湖南省科技厅重点研发项目《儿童先天性胫骨假关节联合手术及个体化治疗关键技术创新研究》（2020SK2113）

湖南省科技厅研究平台"湖南省儿童肢体畸形临床医学研究中心"成果（2019SK4006）

湖南省卫生健康委湘卫函《基于以家庭为中心的护理理念构建重大先天性结构畸形患儿的随访体系的研究》（20200647）

湖南省自然科学科卫联合基金项目《先天性胫骨假关节家庭抗逆力支持体系的构建与预警干预研究》（2019JJ80041）

大鼻子医生说儿童骨骼健康

谢鑑辉　易银芝　主编

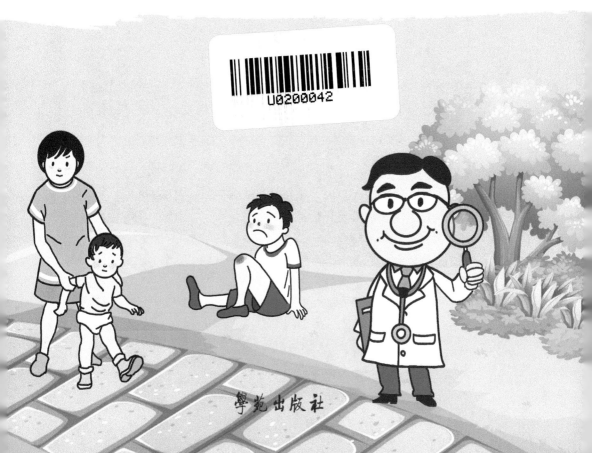

学苑出版社

图书在版编目（ＣＩＰ）数据

大鼻子医生说儿童骨骼健康 / 谢鑑辉，易银芝主编 . --
北京：学苑出版社，2020.12
ISBN 978-7-5077-6097-2

Ⅰ．①大… Ⅱ．①谢… ②易… Ⅲ．①儿童－骨骼－
生长发育 Ⅳ．①R179

中国版本图书馆 CIP 数据核字 (2020) 第 265734 号

责任编辑：黄小龙 刘晓蕾
出版发行：学苑出版社
社　　址：北京市丰台区南方庄 2 号院 1 号楼
邮政编码：100079
网　　址：www.book001.com
电子邮箱：xueyuanpress@163.com
销售电话：010-67601101（销售部）67603091（总编室）
印 刷 厂：北京虎彩文化传播有限公司
开本尺寸：710mm×1000mm　1/16
印　　张：12
字　　数：150 千字
版　　次：2020 年 12 月第 1 版
印　　次：2020 年 12 月第 1 次印刷
定　　价：68.00 元

主 编

谢鑑辉　易银芝

副主编

吴丽霞　张　妮

主 审

梅海波　刘　昆

编 委

（以姓氏笔画为序）

王　军	王靖燕	邓凤良	叶卫华	朱光辉	伍江雁
刘　昆	刘少华	刘尧喜	刘华香	刘秀芳	严　安
李　梅	李安平	杨　戈	吴丽霞	何　彪	张　妮
张　娜	陈　园	欧阳雅琦	胡　欣	段希茜	侯姝婷
莫莎莎	唐　进	唐　倩	唐远辉	唐　璐	徐　依
黄　源	黄生祥	粟　琳	曾丽萍	曾凌嵘	谢永红
雷　霆	谭　炯	谭　谦	谭晓谦	熊　亮	熊昱媛

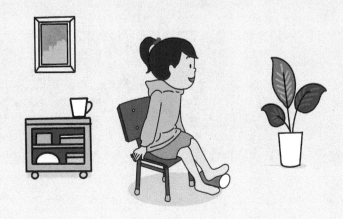

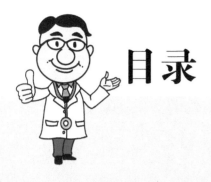

目录

治疗篇

目录

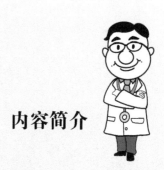

内容简介

　　骨骼是人体的重要组成部分，儿童时期骨骼的健康生长发育，对成年后的身材、体型及自然步态等都有着重要影响和作用，但大多数孩子在生长发育过程中出现骨科方面的异常问题却没有引起家长重视，以致错过了最佳的治疗时机。本书由资深儿童骨科专家编写，具有很强的实用价值。本书内容包含骨骼的基本结构、儿童骨科疾病、儿童生长发育中骨骼的保护、儿童骨骼意外伤害的防治等方面的内容，能够帮助家长了解儿童时期常见的骨科方面的知识和问题，以便早期认识疾病，积极防治儿童骨科疾病，从而提高儿童的整体健康水平。本书体例为问答形式，分为防护篇和治疗篇，所选问题都是相对常见和家长最关心的问题，回答简洁通俗，适合广大家长参考阅读。

FANG HU
PIAN

防护篇

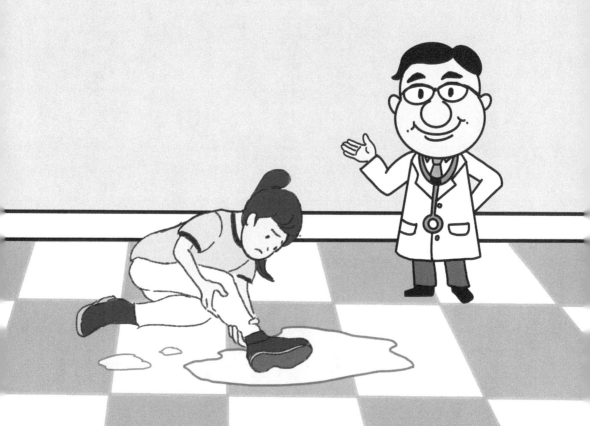

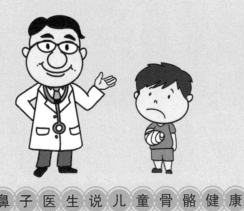

大 鼻 子 医 生 说 儿 童 骨 骼 健 康

❶ 人体的骨骼有什么功能？

Q 大鼻子医生，我的孩子摔伤了，医生让孩子去照X光片，他说X光片可以协助医生了解骨骼的结构，明确诊断疾病。人体的全身骨骼那么多，主要功能有哪些？

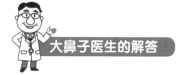

大鼻子医生的解答

　　骨骼也是人体的一种器官。骨骼的表面都覆有骨膜，它含有丰富的血管、神经，对骨骼的营养、再生和感觉非常重要，如骨膜参与骨折的修复和愈合；骨髓具有造血功能。

　　骨骼具有弹性和韧性，因为骨骼是由骨胶原纤维束和黏多糖蛋白等有机质构成；骨骼又坚硬挺实，因为骨骼还由碱性磷酸钙这样的无机质组成。随着年龄的变化，骨骼中的有机质与无机质的比例会发生变化。幼儿时期，骨骼中有机质与无机质比例约为50%，弹性较大，易变形而不易折断，具有可塑性，因此，多为折而不断的青枝骨折。儿童骨折愈合初期，骨痂形成很不规则，但经过对突出部分的吸收和改建，一定时间后，骨骼的形态结构可基本恢复。另外通过加

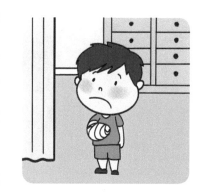

强体育锻炼，增进营养，保持良好的情绪反应、适度的睡眠可促进儿童骨骼的生长发育。

❷ 孩子的骨骼是怎么长长和长粗的？

Q 大鼻子医生，我的孩子快 6 岁了，身高、体重都比同龄孩子差，请问孩子这是得病了吗？有什么办法能使孩子长高、长壮？

大鼻子医生的解答

儿童长骨中的骺板与骨骼的长长、长粗密切相关。儿童在生长发育过程中，骺板细胞不断分化成为成熟的软骨细胞，使骨向纵向和横向发展，而以纵向发展为主，因而使得儿童的骨骼不断长长、长粗。而骺板细胞的分化与局部血液循环、生物力学应力、钙和磷的吸收、有机胶原物质的摄入均有密切关系。

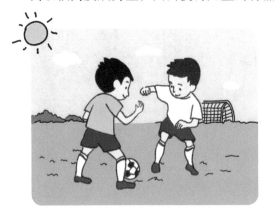

要想让孩子长高长壮，必须加强孩子户外有氧运动。孩子在运动过程中，促进了局部

血液循环，而一定的压力或张力，也能促进骨骼的生长。但是运动要适度，过度疲劳则会起到相反的作用。

保证充足的睡眠对孩子骨骼的成长也很重要。夜间的生长激素分泌较白天成倍增长。研究表明，晚上 9 点至夜间 2 点是儿童生长激素分泌的高峰时段。

❸ 骨骼的血液供应有什么特点？

Q 大鼻子医生，我的孩子膝关节肿得厉害，活动时疼痛会加重。我带着孩子上医院检查，医生说孩子患了"股骨远端骨髓炎"，这种病是受股骨远端的血液供应影响，但不会影响膝关节的健康。我很疑惑，明明是在膝关节附近发病，怎么医生说对膝关节没有影响？膝关节的血液供应难道还有不同？

大鼻子医生的解答

儿童骨骼分为长骨、短骨、不规则骨、扁骨。不同种类的骨骼、不同区域的骨骼血液供应不一样。长骨骨干的血液供应主要由滋养动脉、骨膜动脉提供，干骺端有软骨膜动脉，骨骺有骺动脉，而骨干的滋养动脉是一条较大的血管，提供超过一半的供血量，由骨干进入后向两侧干骺端发出

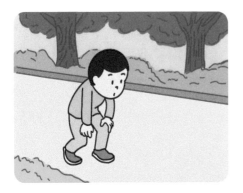

分支，与骨骺动脉及软骨膜动脉相交通，回流后经与动脉伴行的静脉回流出。短骨、不规则骨、扁骨的血液供应主要由滋养动脉、骨膜动脉提供。

儿童长骨中的骺板对两侧的血液供应有屏障作用，即骺板成为骨骺与干骺端之间的血运屏障。儿童急性血源性骨髓炎常起源于长骨干骺端，但由于骺板的血运有屏障作用，感染不容易扩散至关节。这就是为什么儿童股骨远端急性血源性骨髓炎并不一定同时伴有膝关节炎的原因。

由于儿童的骺板两侧血管为终末血管，血流缓慢，容易引起细菌、病毒的抗原抗体反应物质、坏死物质沉积，引发炎症反应。因此，儿童在其他部位感染时，要注意休息、保护，家长要密切观察骨骼系统，防止、防治继发感染。

由于儿童骨骼血液供应的特殊性，儿童在外伤、局部挤压等情况下，可能因血管受到压迫引起缺血，出现骨骼缺血坏死的情况。因此，儿童时期多见"股骨头缺血性坏死"，一旦出现，容易致畸。如果儿童出现跛行、骨骼的疼痛、活动受限，在排除骨折的同时，一定要注意防范骨骼缺血，应及时就医。

儿童骨折后也应注意保护，特别是手法复位失败后不应反复复位，避免滋养动脉和骨膜进一步受损，影响骨折的愈合。

❹ 钙、磷对孩子骨骼的生长有什么影响?

Q 大鼻子医生，为了让孩子健康成长，我给孩子买了各种钙片、钙冲剂、鱼肝油，平时要求他多喝牛奶，时不时炖骨头汤让他喝，但是孩子并没有像我期望的那样长高，这是孩子吸收能力出了问题吗?

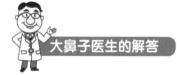 **大鼻子医生的解答**

　　钙、磷都是人体不可缺少的物质，人体内的钙、磷大部分在骨骼内，钙、磷的良好吸收有利于骨骼的生长。钙、磷主要在小肠被吸收，其吸收效果与很多因素相关。维生素 D、甲状旁腺素、降钙素、生长激素、性激素、利尿药以及酸性环境均有利于钙的吸收，而肾上腺皮质激素、甲状腺素、碱性环境、磷酸盐则不利于钙的吸收；维生素 D、甲状旁腺素、甲状腺素、酸性环境有利于磷的吸收，而肾上腺皮质激素、降钙素、碱性环境则不利于磷的吸收。

　　另外，人体内钙、磷的比例对钙、磷的吸收也起到非常重要的作用。如果二者比例不协调，比如血中钙量增高，通过调节降钙素使之分泌增多，使钙下降，同时也抑制了磷的吸收；反之，如果磷的含量增高，造成磷酸盐偏多，也不利于钙的吸收。因此，只有钙、磷比例适宜，才有利于吸收。

一般来说，婴幼儿早期，尤其是母乳喂养的孩子，其母乳钙、磷比例适宜，不会有钙的吸收障碍；而牛奶中钙、磷虽高于母乳 4～6 倍，但牛奶中的钙容易与磷结合形成不溶性的磷酸盐，不利于吸收。因此，人工喂养的孩子容易发生低钙血症。母乳喂养的孩子出生三四个月后，需要补充钙和鱼肝油；而人工喂养的孩子则需在出生后 15 日左右添加维生素 D，以利于钙的吸收。

正常普食喂养的孩子，食物中钙、磷的含量不会低，只要不偏食，孩子也不会有明显缺钙的情况。但是，正常饮食受到影响的、患病需长期药物治疗的孩子，应该到医院进行咨询，做钙、磷的相关检查以明确有无缺失。

❺ 什么样的饮食方式能够帮助孩子健康成长？

Q 大鼻子医生，我知道维生素 D 和钙对孩子的生长特别重要，日常生活中也给孩子及时补充，营养方面也极尽所能，鸡鸭鱼肉蛋，变着法儿做给孩子吃，结果孩子只是虚胖，身体并不结实，请问大鼻子医生，我是不是做错了？

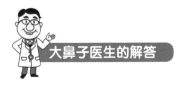

大鼻子医生的解答

日常生活中，我们常说营养要均衡，儿童饮食一定要平衡膳食，注意营养搭配。蔬菜中含有各种维生素，它们是促进生长发育的重要成分，其中以时令新鲜的为最好。北方青菜较少，冬季寒冷，户外活动较少，必要时可给孩子补充适量维生素 A、维生素 B、维生素 C、维生素 D、但切忌过量，避免中毒。

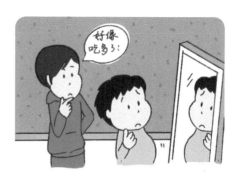

与骨骼生长关系最密切的是维生素 D。维生素 D 主要的两种形式是维生素 D_2 和维生素 D_3。维生素 D 能促进肠道对钙、磷的吸收,减少肾脏对钙、磷的排泄，从而促进新骨形成、钙化，促进骨骼中钙游离入血，不断更新骨盐。维生素 A 为脂溶性维生素，可直接从食物中获取，在体内可促进成骨细胞功能活跃。维生素 C 可促进胶原蛋白形成及骨骼的形成。

孩子的饮食不要太精细，太精细的米面食物损耗了食物表面的维生素尤其是维生素 B，也损耗了钙、磷等微量元素。

家长应该为孩子制订合理的膳食计划，训练孩子定时进食的习惯，除一日三餐外，在上午、下午、晚上适当增加水果或牛奶。

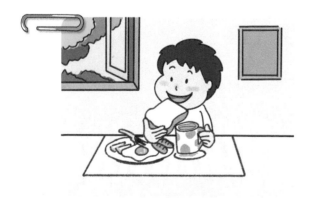

要让孩子克服偏食的习惯。偏食是对有些食品厌恶，而对另一些食品特别爱吃，并且专挑爱吃的食品食用。不能迁就孩子想吃什么就吃什么，想什么时候吃就什么时候吃，以免引起消化不良。家人或看护者要以身作则，做饭菜时要注重均衡营养。应与孩子一起进餐，创造良好的氛围，在激励中逐步克服偏食的习惯。

❻ 激素对孩子骨骼生长有什么负面影响？

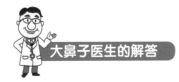

Q　大鼻子医生，我朋友的孩子虎虎有生气，长得很高大，据朋友介绍育儿经验：孩子在学龄前期和青春发育期，生长激素分泌得比较旺盛，这时加强营养，就能保证孩子长得快。请问有必要直接给孩子补充激素吗？这样对孩子的骨骼有没有影响？

大鼻子医生的解答

孩子的生长与激素密切相关，激素对骨骼的生长有着重要的影响。如甲状旁腺激素能升高血钙，降低血磷，维持血浆中钙的正常水平，促进骨骼吸收，对骨骼的重建有重要作用；降钙素则能直接抑制骨骼的吸收，促进成骨，降低血钙浓度；雌激素能促进成骨；雄激素、生长激素则能促进骨骼的生长发育；甲状腺素能促进骨骼的吸收；肾上腺皮质激素可减少成骨细胞数量、抑制骨胶原形成。

孩子在学龄前期和青春发育期，激素分泌旺盛，有利于骨骼的生长。这时，家长应该因势利导，不失时机地给孩子增加营养，增进孩子的食欲。同时，要加强体育锻炼，保证充足的睡眠，为孩子提供良好的生长条件。孩子如果身材异常矮小，建议家长在医生的指导下科学地实施激素的补充，不要随意补充激素，以免适得其反。

❼ 怎样确认孩子患上了"佝偻病"？

Q 大鼻子医生，我的孩子2岁了，食欲不好，晚上爱哭闹，长得矮小，带他到医院去检查，医生给他开了血常规加血清骨碱性磷酸酶的检查，结果医生告诉我，孩子患有轻度"佝偻病"，请问孩子为什么会得这种病，日常生活中我们如何预防和及时发现呢？

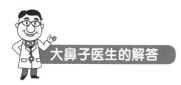
大鼻子医生的解答

如孩子出现厌食、多汗、头发稀疏、爱哭闹，应去医院检查骨碱性磷酸酶，确诊是否患上了"佝偻病"。

为了预防"佝偻病"，除了提倡母乳喂养外，新生儿还应多晒太阳，促进维生素 D 的生成，促进孩子骨骼的生长。

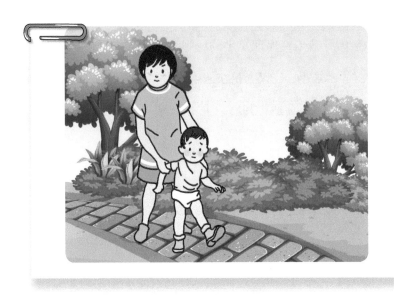

"佝偻病"与体内酶的含量有着直接的关系。

酶有许多种类，包括碱性磷酸酶、酸性磷酸酶、ATP 酶（三磷酸腺苷酶）等，它们是机体生命过程中各种化学反应的催化剂。

酶与骨骼的生长代谢密切相关。其中骨碱性磷酸酶主要是由成骨细胞合成的，少量由肝、肾、小肠等产生，它是骨骼形成的重要物质，参与骨内有机质的形成，促进磷离子的形成并与钙结合成骨盐。

骨碱性磷酸酶的正常值范围 ≤ 200 单位 / 升，骨碱性磷酸酶越高，说明"佝偻病"越严重。当孩子体内维生素 D 缺乏时，骨钙化不足，成骨细胞活跃，骨碱性磷酸酶活性上升。由于其改变先于影像变化，因此骨碱性磷酸酶是目前检查和诊断佝偻病的常用指标，具有灵敏、特异、简便、快速的优点，成为诊断早期佝偻病的主要辅助检查之一。

❽ 医生常说的"佝偻病"是怎么回事?

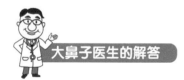

Q 大鼻子医生，我 1 岁半的女儿晚上总是惊醒，体重也比同龄孩子要轻，带着她去医院检查，医生说我的女儿患的是佝偻病，请问孩子为什么会得这种病，能治好吗?

大鼻子医生的解答

　　佝偻病是婴儿时期常见的一种全身性疾病，主要与没有充分的日光照射、喂养不当和缺少富含维生素 D 的食物摄入、生长过速等因素有关。婴幼儿佝偻病最初表现为烦躁，无原因的哭闹、夜啼，睡觉时常被不明显的声音惊醒，出汗多等自主神经紊乱的症状。7 ～ 8 个月后出现方颅，囟门关闭晚；胸部可见肋串珠、鸡胸或漏斗胸；腕部和踝部骨骼

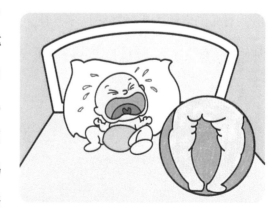

粗大，形成手镯、脚镯样变化；另外，由于骨质软化，可出现膝内翻（"O"型腿）或膝外翻（"X"型腿），即俗称的罗圈腿或剪刀腿。

家长应该定期带孩子进行体格检查，早期发现，积极治疗。轻度佝偻病患儿遵医嘱补充维生素 A 滴剂，每天 1000～2000 国际单位，进展病例加到 10000 国际单位，同时服适量钙片，乳酸钙或葡萄糖酸钙每天 3 次。母乳喂养的婴儿不会缺钙，但也必须补充维生素 D，一般从第 3 周开始，每天给 400 国际单位，第 2 个月起每天加到 800 国际单位。

多给孩子吃富含维生素 D 的食品，如牛奶等。多食高钙食物，如鱼、虾皮、虾米、动物肝脏、芝麻、豆制品、乳类、海产品等。蔬菜有小白菜、芹菜、油菜等。

日常生活中多带孩子出门晒太阳，进行户外活动。户外活动不仅可增加皮肤中维生素 D_3 的生成，而且能促进机体的新陈代谢，减少疾病。婴儿出生 10 天后就应抱出来晒太阳，每天晒太阳最好的时间是上午 9 点以后，下午 4～5 点钟以前，每天不少于 2 小时。夏天应在树荫下，避免日光直射。但不要隔着玻璃晒，因为玻璃、烟尘、衣服都能阻挡紫外线穿过，故接受日光照射时，尽量使皮肤更多地暴露在阳光下。另外，应注意儿童穿的衣服要宽松，不要让婴儿过早、过久地坐与站立，但可训练其俯卧、抬头、展胸与爬行等动作。

❾ 孩子的骨龄与年龄有什么关系?

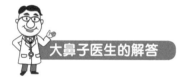

Q 大鼻子医生，我的孩子与同龄孩子饭量一样，体力也不错，但就是长得太秀气，个子小巧，7 岁的孩子，跟人家四五岁的孩子一样高。我纳闷：我们夫妻俩身材中等，按理说孩子不应该长得这样矮小。医生建议我带孩子去做骨龄测试，检查结果发现孩子的骨龄只相当于 5 岁儿童的骨龄。请问孩子的骨龄与年龄应该是什么样的关系才算正常呢?

大鼻子医生的解答

骨龄是儿童生长的一个重要标志，是骨骼年龄的简称。人的生长可用两个"年龄"表示，即生活年龄（日历年龄）和生物年龄（骨龄）。医生通过观察左手腕部 X 光片上掌指骨、腕骨及桡尺骨远端骨化中心的发育程度来确定骨龄。

骨龄与生活年龄的差值在 1 岁以内为正常，骨龄与生活年龄的差值大于 1 岁为发育提前，骨龄与生活年龄的差值小于 1 岁为发育落后。

但通过拍摄腕骨片来判断骨龄

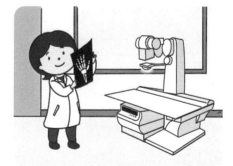

的做法，有时会出现不太一致的情况，可能有暂时性超前或延迟，而且同一人的左、右腕骨骨化核也会有出现早晚的差异。因此骨龄测试只是一个大致的评价。而且儿童生长发育的速度并不是一成不变的，学龄前期（包括婴儿期）和青春期有两次相对加速发育过程，期间生长激素、性激素等会有一些改变，儿童可以在此期间加强运动，加强营养，保证睡眠，积极预防常见病和传染病，对生长发育可起促进作用。

但不管怎样，对骨龄的测试可以帮助家长了解孩子生长发育的情况，以便尽早干预。

⑩ 退行性膝关节炎、孩子生长痛与关节有什么关系？

Q 大鼻子医生，我父母经常念叨膝关节痛，孩子偶尔也在晚上喊下肢疼痛。医生经过检查，诊断老人患有退行性膝关节病，孩子则是生长痛。请问他们的关节到底怎么啦？

大鼻子医生的解答

人体关节是维持运动、传承重力、改变力方向的一种结构。人体的关节分为4种：纤维连结、软骨连结、骨连结、滑膜连结。一般说的关节指的是滑膜连结，即滑膜关节。关节由关节囊、关节面和关节腔构成。正常时关节腔内有少量液体，以减少关节运动时摩擦。关节有病时，关节腔内液体增多，导致关节积液和肿大。

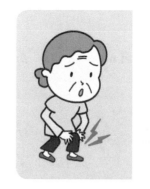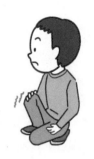

关节是骨与骨之间的连接，一般是指能活动的关节，如四肢的肩、肘、腕、指、髋、膝、踝等关节。膝关节是人体中最大而且结构最复杂的一个关节，关节面上附着关节软骨，软骨表面十分光滑，有防止摩擦的作用。滑膜腔被两条交叉韧带分割。前、后两条交叉韧带有防止胫骨前、后移位的作用。膝关节内有月牙状的半月板，当膝关节半屈于内旋或外旋位时，突然的强力伸膝运动，可使半月板损伤。

退行性膝关节炎又称增生性膝关节炎、肥大性关节炎、老年性关节炎。退行性膝关节炎是由于膝关节的退行性改变和慢性积累性关节磨损而造成的，以膝部关节软骨变性、关节软骨面反应性增生、骨刺形成为主要病理表现。以中老年人发病多见，特别是 50～60 岁的老年人。一般认为与年龄、性别、职业、机体代谢及损伤有关，尤其与膝关节的机械运动关系密切。膝关节疼痛者应卧床休息，避免超负荷的活动与劳动，以减轻膝关节的负担。

在儿童生长过程中，常常会出现一种生理性的下肢关节疼痛，以夜间更为明显，这是一种正常生理现象，医学上叫生长痛，家长们应带孩子去专科医院检查确认，无须特殊治疗，只需主动进行膝关节功能锻炼，如膝关节伸屈活动等。

⑪ 判断孩子的身高仅看骨龄够吗？

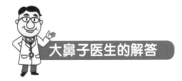

大鼻子医生，我的孩子是一个健康、快乐的少年，我们也非常注意他的身体状况，定期带他去医院做体检，包括骨龄的测定。检查结果显示孩子的骨龄与年龄基本相当，我们理所当然地认为孩子骨龄与同龄孩子一样，就一定会长得一样高，医生却说我们的想法过于片面，请问大鼻子医生，孩子的身高到底要通过什么判断呢？

大鼻子医生的解答

　　孩子的身高与骨龄有一定关系，但与骨龄无直接的因果关系。孩子的身高很大程度上取决于遗传，也与营养（包括母孕期营养和儿童营养）、环境（包括母孕期环境和儿童生长环境）、运动、疾病等有关联。

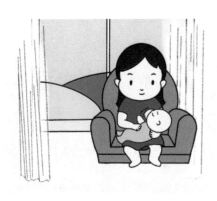

遗传性疾病会因疾病类型的不同而对孩子的生长发育乃至身高产生不同的影响。母亲怀孕年龄对孩子的生长也有影响，如母亲怀孕年龄过小，母亲自身身体尚未发育成熟，肯定会影响胎儿

的良好发育；而母亲怀孕年龄太大，身体素质也大为减退，对胎儿的发育也是不利的。因此要有优生意识，认真做好婚前体检、遗传咨询、生育年龄选择、孕期疾病防范等。

孩子在成长过程中，需定期去做体检，包括骨龄的测定。如果骨龄与年龄不相符合，须到儿童保健科咨询，以便做进一步的检查或治疗。还应该根据实际情况合理调整孩子的营养。

⑫ 生长板对孩子的骨骼发育有何重要影响？

Q 大鼻子医生，我的孩子在浴室不小心滑倒。左腿不能动了，到医院照片结果显示为：股骨远端干骺端—骨骺骨折。医生说需要手术，因为骨折损伤了生长板，即使手术完全复位，也还会有膝内翻、膝外翻的可能。请问生长板是什么？它对孩子长高有什么作用？

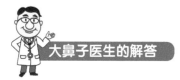

大鼻子医生的解答

儿童的长骨分为 4 个区域，包括骨骺、骺板、干骺端、骨干。其中骺板就是通常所说的生长板。生长板分为 2 类即盘状生长板和球状生长板。我们通常说的是盘状生长板，它是介于长骨干骺端与骨骺之间的盘状结构，其细胞不断分化成为成熟的软骨细胞，变性导致骨化，使骨骼长长、长粗。

生长板的发育过程即软骨内成骨过程，生长板软骨的排列、增殖、分化、生化合成紊乱及矿化过程异常都有可能引起长骨生长发育障碍。现已知多种细胞生长因子和激素对软骨内成骨过程起作用，进而调控生长板的发育、矿化过程。

如果因为外伤、感染等因素损伤了生长板，受损伤的部分就会失去继续生长的能力。如果一侧生长板受损，就会发生肢体的成角畸形；如果全部生长板受损，就会发生肢体的短缩畸形。

孩子在运动损伤后，应注意保护孩子的骨骼两端，若发生骨折意外，医生在复位过程中应注意保护生长板；如果手术需要置入内固定（比如克氏钢针）以维持骨折复位后的稳定，一定要尽量选用直径相对细小的，尽可能少地损伤生长板。一旦发生了生长板损伤，家长也不必惊慌，可去专业的儿童骨科就诊，根据医生建议选择针对性的治疗方法，最大程度减轻孩子的肢体残疾程度。

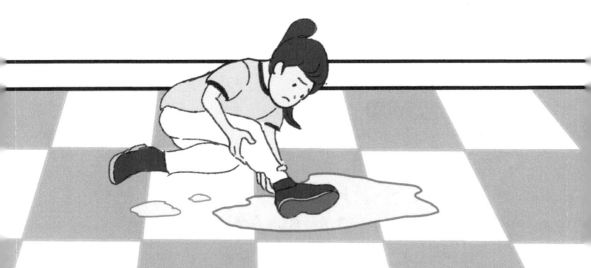

⑬ 儿童骨科疾病有哪些？

Q　大鼻子医生，我的孩子不小心摔倒，左手臂只能保持下垂姿势，无法活动。第2天，她的左手臂仍然不能活动。我赶紧带孩子去最近的医院检查，医生却说儿童骨科疾病范围很广，要去儿童医院就诊。门诊的儿童骨科医生用手在孩子的肘关节处轻轻一摸一推，孩子的左上肢立即恢复了正常活动。大鼻子医生，请问这么简单的治疗动作，普通医院的骨科医生也可以操作，为什么还要特意跑去儿童医院？儿童骨科疾病是怎么分类的？

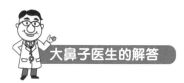

大鼻子医生的解答

骨科的英文是 Orthopaedics，拆开来看，Ortho 是矫正的意思，Paedics 是小孩的意思。也就是说骨科的发展，是从矫正小孩子的畸形如脊椎侧弯、内翻足等问题而来的。

儿童的骨科疾病主要分为：儿童骨科先天性畸形或发育性畸形、儿童骨与关节损伤、儿童骨与关节感染、儿童肌肉骨骼系统肿瘤与肿瘤样病变、其他骨科多发疾病。

儿童正处于生长和发育过程中，其疾病谱与成人有很大不同，治疗原则和治疗方法也有其独有的特点，因此儿童骨科疾病建议到儿童医院骨科专科门诊或去综合医院的儿童骨科就诊。

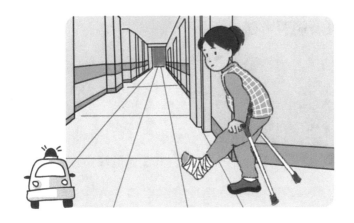

⑭ 孩子出现哪些情况应该去儿童骨科看病？

> **Q** 大鼻子医生，孩子生病总是牵动着我们做家长的心，但儿童骨科方面的疾病又不能像成人疾病那样治疗，我们对病症也是一知半解，还请你详细介绍一下儿童骨科的疾病和相关症状，以便我们在平时的生活中引起注意。

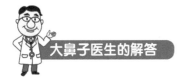

　　如果家长发现儿童有以下 10 种儿童骨科常见的疾病和相关症状，应尽快带孩子去儿童医院骨科做检查。

　　先天性肌性斜颈：患儿面部不对称，婴儿期颈部一侧有肿块，幼儿期可在颈部摸到条索状物，不痛不痒，头经常被迫歪向一侧。

发育性髋关节脱位：患儿臀及大腿皮纹不对称，一侧下肢外旋少动，行走晚，跛行，步态不稳，易摔跤，行走时姿势像"鸭步"，或双下肢不等长。

先天性马蹄内翻足、麻痹性足内翻或先天性多关节挛缩症：临床上可见患儿一侧或双侧足下垂内翻呈马蹄状，行走时脚不能放平，以足尖或外侧足背行走。

隐性脊柱裂、脊髓脊膜膨出症：临床表现可见患儿骶尾部长毛、皮肤大片青紫、尿床或腰部有软性包块。

儿童四肢骨折与脱位：表现为伤后的局部肿、痛、活动障碍，一般骨干骨折的诊断比较容易，难点在于干骺端骨折与骨骺损伤的诊断与处理。

脊柱侧凸：脊柱弯曲呈"S"型，弯腰更明显，到青少年期出现胸廓一侧隆起，此为脊柱侧凸的特征。

佝偻病：患儿方颅、头发稀疏、出牙晚、出汗多，胸部出现"串珠""鸡胸"或肋缘外翻，多见"X"型腿、"O"型腿。

先天性拇指"扳机指"：拇指指间关节呈屈曲状，不能主动伸直。被动伸展关节局部疼痛，掌面可摸到增粗肿块，可随拇指伸屈上下活动。

髋关节暂时性滑膜炎：突然出现跛行或膝内侧疼痛或髋部疼痛，不愿意行走，近期有上呼吸道感染史，多考虑髋关节暂时性滑膜炎。

桡骨头半脱位：单手牵拉小孩走路或小孩摔倒后单手拉起来，孩子突然出现上肢下垂，不愿意抬高患肢，不愿用手取物玩耍，此为"牵拉肘"（桡骨头半脱位）的表现。

⑮ 儿童骨科疾病能按成人骨科的方法治疗吗?

Q 大鼻子医生，我的孩子是一名患有双侧发育性髋关节脱位的2岁小女孩，首次在某综合医院的成人骨科就诊，主管医生在把孩子双侧脱位的股骨头闭合复位进髋关节后，用蛙式石膏固定半年，期间没有更换过石膏，始终让她保持蛙形腿的姿势。结果，孩子左边髋关节虽然复位成功了，但出现了严重的股骨头坏死；右边复位不成功，再次手术复位，经皮肤钻入2根粗钢针固定髋关节不让它脱位，最后右髋关节虽然复位了，但是出现了严重的股骨头坏死和右髋关节僵硬，双下肢的残疾给孩子留下了终身遗憾。请问孩子的治疗为什么会出现这么严重的后果? 可以按成人骨科的方法治疗吗?

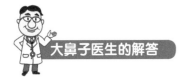

大鼻子医生的解答

　　儿童骨科疾病不能按成人骨科的方法去治疗。很多骨科医生，特别是基层的骨科医生往往忽视了儿童与成人的不同，把治疗成人的原则和方法错误地用到儿童身上，造成肢体缩短，比如一条腿长一条腿短或造成骨关节成角畸形。因为儿童正处于不断生长发育中，75%的儿童骨折可以保守治疗而不需做手术，因为儿童骨折的复位不必"严丝合缝"，看似并没有百分之百对位对线的骨折端，只要"挂"上了，"勾"住了，就都会自动"严丝合缝"地愈合、塑形。等数月后再照片子看，往往效果会令人感叹："塑形真好！"如果按成人骨科的方法与思路来治疗儿童的骨科问题，易造成较大并发症与后遗畸形，比如把患儿的骨骺也用钢板钉上或用粗螺钉穿过生长板或漏诊了生长板损伤，这种损害将是终身性、永久性的。

"儿童骨科"不等于缩小的"成人骨科"，其疾病的种类与治疗均有特殊性。骨科医生一定要熟练掌握各种儿童骨科疾病的特点与治疗原则、方法，才能够给儿童治病，绝不能凭想象机械地照搬成人骨科的治疗方法。

⑯ 孩子的生长期怎么划分，特点是什么?

Q 大鼻子医生，我带孩子到儿童医院做体格检查时，医生说孩子的个头矮小，生长发育落后于同龄的孩子，我怎么就没有觉得自己的孩子比别的孩子矮呢？孩子的喂养是没有问题的，该吃的都吃了。医生说：每一个年龄阶段的孩子都有自己的发育特点，应该区别对待。请问孩子的每一个年龄阶段都有些什么特点呢？做父母的要怎样才能让自己的孩子跟上这个阶段的发育呢？

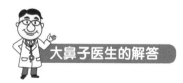

大鼻子医生的解答

在不同的生长发育阶段孩子生理、心理的疾病各有特点，家长应根据不同的情况积极做好预防和保健工作，做好营养的合理搭配，对孩子进行相应的心理疏导，使孩子身心得到健康成长。

胎儿期：从受孕到分娩共40周（约280天）。此时孕妇如果受某些疾病或药物、营养等因素的影响，常常会对胎儿的发育产生不利影响，如感染风疹病毒，可导致胎儿畸形；乱用药物甚至可致堕胎、流产等。

新生儿期：从胎儿出生到28天。这期间婴儿体质尤其稚嫩，免疫能力差，容易出现体温不升、体重减轻等症状。此时新生儿所患疾病大多与妊娠、分娩及胎儿发育不良有关，如产伤、窒息、脐风、黄疸、硬肿症等。患病后反应性差，感染容易扩散，死亡率较其他各期都高。

婴儿期：出生后28天到1周岁。这一时期的婴儿正处于乳类喂养并逐步添加辅食的阶段，机体发育快，营养需求高，从母体内获得的抗体逐渐消失，自身免疫力尚不健全，因此，容易发生消化系统、呼吸系统的疾病和各种传染病，故应加强预防和保健工作。若不按期预防接种，则传染病发病率将会急速上升。此期保健重点为：提倡母乳喂养、指导合理营养、及时增加辅食、按时接受免疫接种、注意护理和调养。

幼儿期：1～3周岁。此时孩子处于断奶阶段，各种食物品种转换，容易发生各种消化系统的疾病，因此要注意加强营养，开发智能及防止意外事故，加强传染病的预防。

学龄前期：3～7周岁，又称幼童期。这个时期，由于孩子活动范围增大，又缺乏生活经验，对外界的危险因素没有识别能力，加上远离成人看护，很容易发生意外事故，如外伤、溺水、烫伤、触电、车祸、误食药物毒物等，因此必须注意对幼童加强安全教育。此外还应继续做好预防保健工作，并需注意眼睛、口腔的卫生和护理，并积极防治各种寄生虫病。

学龄期：6～7周岁至青春期来临（一般为女孩 11～12 岁，男孩 12～13 岁）。该期的孩子发病率虽较低，但要注意眼与口腔卫生，预防近视与龋齿，端正坐、立、行、写的姿势。仍应供给丰富的营养，安排有规律的生活，保证充足的睡眠和休息。还应注意加强体格锻炼，提高对疾病的抵抗能力，这一时期，肾炎、哮喘等免疫系统疾病比较多见。

青春期：一般女孩自 11～12 岁到 17～18 岁，男孩自 13～14 岁到 18～20 岁。这一时期，孩子生殖系统发育迅速，第二性征逐渐明显，形体增长出现第二个高峰，精神发育由不稳定趋向成熟，应对孩子进行生理、心理卫生和性知识的教育。

⑰ 18 岁的孩子还能去儿童医院看病吗?

Q 大鼻子医生，我的孩子 17 岁了，不长个，带他去了成人医院的内分泌科检查，医生说不长个是儿科的事，我们只好抱着试试看的想法来到儿童医院，医生给他做了诊治。17 岁的孩子为什么还要到儿童医院去就医？儿童医院接诊的年龄到底可以到多少岁？

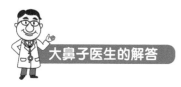

大鼻子医生的解答

国际上把儿童医院儿童接诊年龄重新定位到了 18 岁。世界卫生组织

（WHO）将儿童的范围扩大到 18 岁。北京大学儿童青少年卫生研究所的叶广俊教授也介绍，我国《未成年人保护法》规定未成年人是 18 岁以下的青少年。我国规定儿童医院的接诊年龄最大为 18 岁。以往过了 14 岁的孩子，按照规定就告别儿童医院或是儿科。这些孩子一旦生病，家长不知道该让他们到哪里看病。他们常"游走"在医院的儿科和内科之间。因此，14 ～ 18 岁的孩子，过去曾被称为"医学孤儿"。

　　国外大约在 20 世纪 70 年代就提出"青春医学"的概念，在儿童医院或是儿科附设有"青春期门诊"。

　　我国大约有 1 亿的孩子处在 14 ～ 18 岁这个年龄段。孩子在这个阶段处于青春期，生长发育特别快，有的孩子生理和心理都会出现这样或那样的问题，他们应该是青春医学关注的对象。在我国青春医学门诊尚不完善的情况下，建议去儿童医院进行诊治。

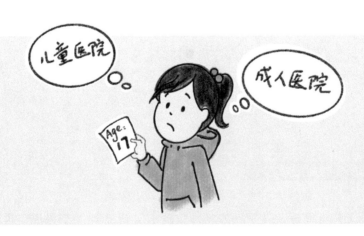

⑱ 儿童下肢发育过程为什么会出现奇怪的"钟摆现象"？

Q 大鼻子医生，我的孩子在 1 岁之前，站立时，双腿膝不能靠拢，像"O"型；2 岁之后，站立时双足踝不能分开，像"X"型。我们为孩子的双腿操够了心，经常带孩子去儿童医院看医生，直到 6 岁时，孩子的双下肢才可以靠拢。家长到底应该怎么做才能使孩子的双腿发育正常呢？

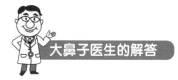

大鼻子医生的解答

正常儿童下肢发育常出现"钟摆现象"，其中 90% ～ 95% 的儿童到 10 岁左右可以完全复原。因此我们把儿童下肢发育的"钟摆现象"通称为"非疾之病"，这是一个不必太担心的正常生理问题。

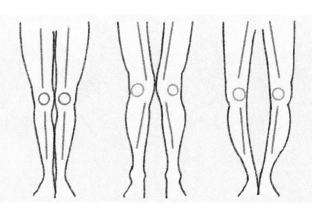

有少部分孩子没有复原的原因，有些是因为程度太重；有些则是隐藏着真正的疾病，如生长板受伤、成骨功能不全、髋关节发育不良合并脱位等。有些父母在经过儿童骨科专科医生的检查证实孩子没有特殊疾病时，仍忧心忡忡，盲目地求助于矫正鞋、矫正支架或矫正器，以至于矫枉过正；有些父母则在证实确有特殊疾病时仍讳疾忌医，不愿面对现实，以致使不少患儿病情延误，错过了黄金治疗期。家长不必太紧张地"轻病重医"，或太疏忽地"重病轻医"。

家长或看护者发现儿童有上述"钟摆现象"时，应予密切观察。有疑问可找儿童骨科医生咨询检查。少数真正有病的孩子千万不要害怕治疗。多数其实只有"非疾之病"的孩子则必须有耐心地听从医生的建议，定期检查，千万不要急于求成，以免给孩子造成伤害。

在儿童成长过程中，请父母或保姆不要让10个月以内的儿童利用学步车或螃蟹车学习站立、走路；避免6岁以内的儿童，在家中或幼儿园里采用跪坐的姿势玩玩具、看书或接受视听教育；给儿童开辟更多宽广的活动场地，让他们每天有机会在草地上奔跑，与大自然拥抱，呼吸着新鲜的空气，沐浴着暖暖的阳光。

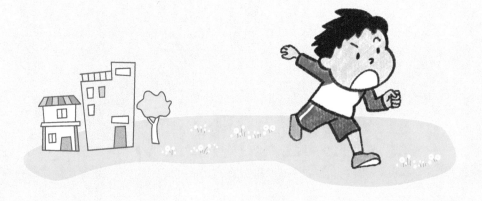

⑲ 俗称的"生长高峰期"有什么注意事项？

Q 大鼻子医生，不比不知道，我发现自己的孩子比同龄的小朋友矮了近半个头，这是怎么回事？我们夫妻俩的个子都不矮，孩子每天都喝牛奶，也不缺钙啊！孩子的身高到底和什么因素有关？什么时候干预是最佳时机？

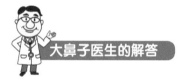

大鼻子医生的解答

人的生长有两个高峰期：从出生到一周岁；青春期，即一般指女孩自 11～12 岁到 17～18 岁，男孩自 13～14 岁到 18～20 岁。

儿童初生时身长一般为 50 厘米，出生后第一年增长 25 厘米，即 1 岁身高为 75 厘米，2 岁以后计算身高的公式为：身高 = 周岁数×5+80。12～14 岁为青春发育期，此时受体内激素水平升高的影响，身高在短期内飙升，一般每年可长 7～10 厘米，有的甚至可长 10 厘米以上。

人的高矮取决于种族、遗传、营养、锻炼、环境等因素，前二者是无法选择和改变的，但膳食中营养结构的改善及体育锻炼则可通过人为的努力而实现，尤其是在孩子的两个生长高峰期进行人为地干预，则能起到事半功倍的作用。

身高的增长主要取决于长骨的增长，而长骨的生长又是骨细胞增长和骨盐沉积的结果。专家介绍，构成人体骨骼的主要成分为钙、磷，若人体内钙和磷缺乏，则会影响儿童骨骼的生长发育，如儿童佝偻病引起的骨骼畸形。幼儿及发育生长期的青少年尤应注意多摄入含钙食物，如奶制品、海产品、蛋类、豆制品及绿叶蔬菜等。此外，还应注意多晒太阳，紫外线经皮肤在体内能转化为维生素 D，更好地促进钙的吸收，有利于骨骼的生长。

在人体生长发育中发挥着重要作用的物质是垂体分泌的生长激素。生长激素分泌不足可出现身材矮小，生长激素在睡眠状态下分泌较多，因此有"睡眠足则长个头"之说。

蛋白质是生长发育的重要营养物质之一，要想有正常的生长发育，儿童的膳食必须含 1/3 ～ 1/2 的蛋白质，而蛋白质主要来源于肉类、蛋类、鱼类、奶类和豆类等。建议幼儿及青少年的饮食中应配备有该类物质，以保证体内有足量的蛋白质供应。

多种维生素，如维生素 A、维生素 C、维生素 D 及锌、铁、镁等物质也能间接地影响身高，是长身高所需的另一类物质，该类物质存在于胡萝卜、番茄、虾米、紫菜等物质之中，可适当补充。

另外，体育锻炼也是促进身高的重要环节，适当的运动有利于促进长骨的生长，运动应持之以恒，最合适的运动是游泳、跳绳、打篮球等。

家长对孩子生长发育过程应有充分的认识，千万不可操之过急，盲目地为孩子补充各种营养素。如果孩子身材矮小，建议到儿童医院进行系统的检查，如人体生长激素水平测定、骨龄检测、头颅电子计算机 X 光片断层摄影（CT）或磁共振（MRI）检查等，以确定引起孩子身材矮小的原因，进行针对性的治疗、调养。

⑳ 孩子的骨骼也需要健康体检吗？

Q 大鼻子医生，我的孩子患特发性脊柱侧弯，导致驼背、胸廓畸形，在学校无法像正常孩子一样上体育课，前来儿童医院骨科求助。医生告诉我：如果每年都能进行骨骼体检，提前几年发现，孩子的病就能及早得到诊治，效果会更好。我们只听说要给孩子做身体体检，不知道孩子的骨骼也要进行健康体检。请问孩子应该进行什么样的骨骼体检呢？

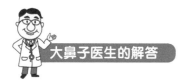

大鼻子医生的解答

骨骼发育畸形在儿童及青少年中的发病率为 5% ～ 10%，而且某些骨骼发育畸形不易被孩子自己和家长发现，建议家长最好让孩子每年接受一次骨骼系统常规体检。孩子应按常规进行儿童保健体检，如发现或疑似骨骼有异常，再到儿童骨科进行骨骼检查。例如先天性肌性斜颈、特发性脊柱侧弯、臀肌挛缩症、扁平足、下肢不等长、"X"型腿和"O"型腿是学龄期儿童健康体检时容易被发现的几种常见骨科疾病。

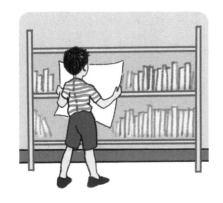

这类疾病越早发现，越早治疗，治疗方法越简单，康复效果越好。如儿童患发育性髋关节脱位，在2岁以前通过闭合复位、石膏固定或手术治疗等方法即可治愈。但如果延误了治疗，7岁以后即便手术也难以有很好的疗效。

㉑ 儿童骨科常用的特殊检查方法有哪些？

Q 大鼻子医生，我通过新闻了解到肌肉或骨骼深部一旦发生病变，人的肉眼是很难看到、发现的，因此，特殊检查对疾病的诊断也很重要，尤其是处于生长期的儿童，请问儿童骨科常用的特殊检查除了X光片检查外，还有哪些特殊检查呢？

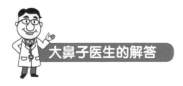

大鼻子医生的解答

　　儿童骨科最常用的特殊检查是X光片检查，另外还有：电子计算机X光片断层摄影（CT）、磁共振（MRI）、B超、放射性同位素检查、肌电图与诱发电位、儿童关节镜、病理活体组织检查（简称活检）等。

　　在给孩子的骨骼进行特殊检查时，首选X光片来发现骨骼的病变部位，

然后根据情况选用 CT 或 MRI 检查。放射性
同位素检查中的同位素骨扫描可以诊断早
期骨髓炎、骨软骨病等；可以发现全身骨
骼的病变；可以鉴别良、恶性骨肿瘤。而
病理活体组织检查，则会使诊断更加精准。

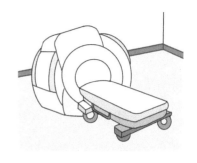

　　家长应该在医生的建议或指导下对孩子进行骨骼检查，不该做的坚决
不做，但该做的检查也必须做，否则发现不了病情。

㉒ 儿童骨科常用的体格检查方法有哪些？

Q 大鼻子医生，我们总听说孩子的骨骼也要进行健康检查，但
上网查询儿童骨科的体格检查答案繁多，我们无法做出正
确的选择，请问一般常见的体格检查方法有哪些？

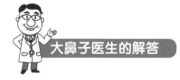

　　儿童骨科的体格检查，应按顺序进行。基本的检查方法包括：眼看、
手摸、活动、测量。

　　首先，应在儿童站立时从背后、前面和侧面观察其站立姿势和身体外
貌，观察脊柱和四肢有无明显畸形。观察患儿有无肌肉无力、骨骼与关节

畸形、神经病变等步态异常症状。常见典型异常步态有：剪刀步态、共济失调步态、摇摆步态、跨阈步态、跛行步态（如升降式跛行、避痛性跛行、臀中肌跛行）、间歇性跛行等。其次，检查患儿关节的活动范围以及肌肉力量与肌肉张力。最后，对存在畸形的患儿，先确定畸形的类型及具体位置，再进行肢体长度与成角畸形的测量。

儿童骨科的检查，还可以进行左右肢体对比，或者与同年龄的正常儿童进行对比。这个对比原则对家长初步检查儿童骨骼很重要。

㉓ 孩子做的常规同位素和 X 线检查对身体有坏处吗？

Q 大鼻子医生，我的孩子快 2 岁了，行走时一摇一摆，酷似"鸭步"，到儿童医院就诊，医生说孩子极可能患有双侧发育性髋关节脱位，需要照 X 光片了解脱位的情况。我听说 X 线检查可诱发癌症，犹豫是否让孩子接受检查，绝大部分家长也都知道同位素和 X 线检查对身体有害，对同位素和 X 线检查有一定的恐惧。请问常规同位素和 X 线检查对儿童身体有害吗？

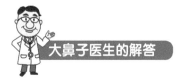

大鼻子医生的解答

X 线是一种人眼看不见并感觉不到的射线，它可以穿透人体和一般物体，甚至金属制品。目前广泛应用的 CT 诊断技术，胸透等，都属于 X 线诊断范畴。

目前采用的 DR 设备（数字 X 线摄影），辐射剂量比普通 X 线照片大幅度减少。但对人体敏感部位和组织（如性腺、甲状腺、乳腺等）应采取适当屏蔽保护，被检查患儿应穿铅围裙、戴铅帽和铅围脖等防护用具。拍片前，采取先进的光栅定位技术，把投照部位锁定，避免其他部位被直接照射。与最初相比，射线的剂量下降了几十倍，而现在各种癌症的发病率却在逐年上升。这说明，医学检查射线的使用与癌症的发病率没有直接的因果关系。由此可见，常规放射检查的剂量在安全范围内，一般不应太顾虑辐射损伤。

同位素检查也是放射性检查的一种，同位素骨扫描可以发现全身骨骼病变情况，能够避免多部位多次照片，从而大大降低了 X 线的剂量。

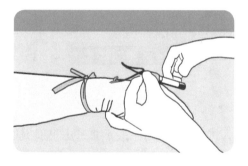

尽管医学上用 X 线的剂量是安全的，但家长在带孩子做检查时应加强防护意识。X 线透视、CT 的辐射剂量比普通照片大很多，发达国家已经基本淘汰"胸透检查"，X 线诊断的筛选普查应避免使用透视方法，不能把胸透检查作为幼儿和青少年的常规检查（如体检）项目。家长应当听从医生的指导，避免儿童做频繁的、不必要的、过多的 X 线检查。等待检查要远离放射源，检查结束后要及时离开检查场所。

Q 大鼻子医生, 我的孩子右膝关节内侧疼痛, 跛行, 膝关节不红不肿, 到医院检查, 医生怀疑有"股骨头骨软骨病", 建议照 X 光片以明确诊断。我听说要照髋部 X 光片, 怕影响小孩将来的生育, 不同意照片。医生做了很多解释工作, 并说会在局部重点防护, 影响很小。请问 X 线检查时要保护身体哪些主要部位?

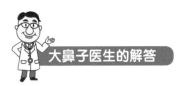

大鼻子医生的解答

常规放射检查的剂量在安全范围内, 偶尔 1～2 次短时间的检查, 对人体危害有限, 一般不必过虑辐射损伤。如果确因病情需要进行 X 线检查, 一定要做好防护, 检查时用铅皮保护生殖器、甲状腺、眼球等射线敏感的部位。这叫作"顶盔挂甲"。检查结束后要及时离开检查场所。

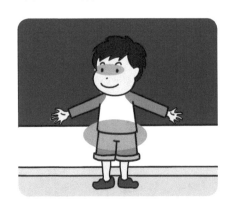

家长在给孩子做检查时能用 B 超检查的尽量不用 X 线检查; 非用不可的, 也应该选择辐射剂量相对较小的 X 线检查, 而避免使用 X 线透视。儿童骨髓受照射后患白血病的危险性要比成人大, 青少年照 X 线透视可能影

响生长发育，因此，青少年体检时不应把 X 线检查列为常规检查。

孩子在做检查时，如果直接照射下腹部和性腺容易造成成年后不孕不育，如诊断治疗要求必须做 X 线检查，应穿戴铅保护用品。

女性孕期 X 线照射可能引起胎儿畸形、新生儿智力低下、造血系统和神经系统缺陷，因此，孕期尽量不要做 X 线检查，因检查疾病而必须要做的，整个孕期最好不要超过 2 次。

㉕ 做 X 线检查过多会导致孩子患白血病吗？

Q 大鼻子医生，我的孩子 1 个月前右前臂双骨折，1 个月的时间内，孩子已经拍了 5 次片子了，其实是 10 次（每次都是 2 个位置，要拍 2 张）。请问：这样的照片频率算过高吗？做 X 线检查过多会有什么不良后果？容易得白血病吗？

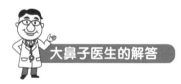

大鼻子医生的解答

用 X 线检查骨折是最常见的方式，但这样拍片的频率确实有点高，不过，一般也不会产生不良后果。因为拍片的辐射很小，拍 10 次 X 光片就相当于做 1 次胸透。因此，没有多大关系，也不需要特殊处理。有研究表明，如果人体长时间接受 X 线照射，白细胞会减少，容易引发感染或是抵抗力下降，还会引起细胞突变，可能会诱发白血病等血液疾病。

为了诊断与治疗非做不可的 X 线检查，医务人员与家长都要加强防护意识，尽量避免过多的、重复的、频繁的 X 线检查；家长可拒绝不合理的医疗照射。现代的 X 线、CT 检查具有敏感的接收器和飞速提高的成像速度，对患儿来说就意味着更少的辐射、更安全的检查，只是费用相对来说要高些，如果经济条件允许，家长应尽量为孩子选择不做透视，而做先进的 DR 照片。为了尽可能地减少检查带来的副作用，还可以多吃点海带等含碘的食物以吸收一部分射线。另外，还可以定期检查血常规，以判断孩子的身体是否正常。

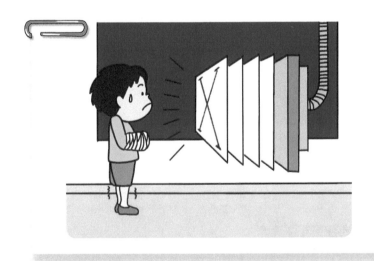

26 新生儿可以睡枕头吗?

Q 大鼻子医生，我的孩子刚出生，奶奶就为他手工缝制了一个高粱米枕头，说是睡这样的枕头，可以使头骨长得更结实，头型才漂亮。但没过多久我就发现孩子的脸两边不对称，我们就带着孩子去儿童医院检查，医生说孩子这么小不需要睡枕头，更别说现在睡的是高粱米枕头。请问孩子为什么不能睡枕头呢，他难道不需要枕头？

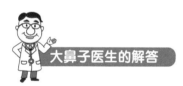

大鼻子医生的解答

新生儿3个月内无须用枕头，因为新生儿一生下来脊柱就是直的，头相对较大，平躺时，背和后脑勺在同一平面上，不会造成肌肉紧绷状态而导致"落枕"。

新生儿颅骨较软，囟门和颅骨缝还未完全闭合，长期使用质地过硬的枕头，易造成头颅变形或一侧脸大，一侧脸小，影响外形美观，以致影响新生儿的正常生长发育。但为防止新生儿吐奶，必要时可以把新生儿上半身适当垫高一点。

等孩子到了3个月，开始学习抬头时，可以使用枕头，帮助孩子维持脊柱颈段的生理弯曲，保持体位舒适。当孩子4～5个月时，可用毛巾对折或回折，垫于头下当枕头给孩子睡觉用。孩子长到 7～8 个月时，就开始学爬、学坐，此时婴儿胸部脊柱开始向后弯曲，肩部也发育增宽，应垫上 3～4 厘米厚的枕头。

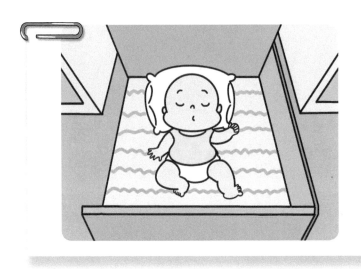

　　枕头过高、过低都不利于婴儿睡眠和身体正常发育。孩子不同年龄段应该换不同枕头，切忌给孩子睡成人枕头。家长应选用软硬度合适、吸湿性及透气性强，且能清洗的材料为孩子做枕芯，枕头需要经常在太阳底下暴晒，最好每年更换一次枕芯，枕套也要常洗常换，保持清洁。

㉗ 新生儿的双腿需要捆绑打包吗？

Q 大鼻子医生，孩子奶奶执意要给孩子用棉布被包裹起来，老人家说这种方法是世代相传的，不仅能防止孩子乱蹬受凉，还能扳直腿脚，避免孩子将来患"罗圈腿"。但现在都21世纪了，老一辈的育儿思想还可取吗？

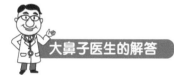

大鼻子医生的解答

传统的"捆绑打包"对新生儿有害无益，不仅会影响婴儿肺部发育导致其呼吸困难，还会压迫腹部，影响胃和肠道的蠕动，使消化功能降低，影响食欲，使新生儿经常发生溢奶、吐奶。长此以往，还会影响四肢骨骼、肌肉的生长发育，造成婴儿腋下、腹股沟、臀部等处的皮肤溃烂。

家长应给孩子选用宽松、纯棉的襁褓、衣裤，松紧度以成人的手能插入为宜，应保持孩子双腿呈自然卷曲状态，宽松才能使新生儿在温暖、舒适的环境中成长。家长若是担心孩子晚上睡觉易着凉，可购买较宽松柔软的睡袋，睡袋下方有开口，以便于换尿布，而且保暖，切记不可包得过紧。白天则可以给新生儿穿上内衣、薄棉袄或毛线衣，再盖上棉被。

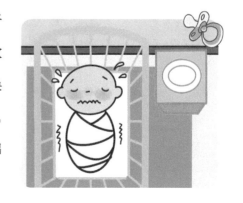

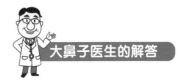

大鼻子医生，小孩子现在正是生长发育的黄金时期，个子蹿得快，脚也长得快。我就想着买大一码的鞋给孩子穿，他的脚再长大一些也能穿。但身边的亲戚都说这样不利于孩子脚部发育，长大后容易出现脚部问题，请问该如何给孩子选鞋子呢？

大鼻子医生的解答

孩子开始学习走路时，家长就可为孩子选一双舒适的鞋子了，一双合适的鞋子不仅关系到双脚的健康发育，还会影响孩子走路的姿势。

质地牢固、柔软，布面、布底制成的童鞋孩子穿着既舒适，又透气。有条件的家庭还可以选择软牛皮、软羊皮制作的童鞋，鞋底柔软有弹性的牛筋底，不仅舒适，而且安全。孩子的鞋子大小一定要合适，买鞋时最好能让孩子试穿，并用你的示指（食指）插在孩子的脚后跟处试一下，以刚好能插入

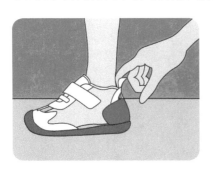

一示指较为合适。稍大的孩子穿好后要让他站起来，行走几步，感到舒适才可以。另外还要考虑孩子穿、脱鞋子是否方便。

婴幼儿时期孩子脚的生长速度很快，一般来说，3～4个月就要换新鞋。

㉙ 能让孩子睡席梦思床吗？

Q 大鼻子医生，我的孩子出生后，为了照顾方便一直是带在身边睡的，也没有给他分小床。孩子外婆提出应该要单独给孩子分小床睡，因为大人睡的都是席梦思的软床，小孩睡久了会影响身体骨骼发育。请问小孩睡久了席梦思真的会影响他生长发育吗？若是选择小床，该如何铺床呢？

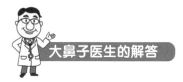

大鼻子医生的解答

　　儿童的骨骼骨质较软，可塑性很大，如果长期睡软床，就会有碍脊柱的生长，破坏脊柱正常的生理性弯曲，引起驼背、脊柱侧弯、畸形或腰肌劳损，影响正常生长发育。而且由于席梦思都有一定的宽度，一家三口睡在上面，大人翻身会影响孩子睡眠，如不小心，还会压到孩子，甚至有使孩子发生窒息的危险。

　　孩子睡觉的地方应该铺得稍硬些，不要让孩子睡在过软的床上。有条件的家庭，应该为孩子单独准备一张加装围栏的小床，防止孩子晚上睡觉坠床。床面应该是木板的，上面放上平坦的垫子，再铺上褥子，这样的床孩子睡在上面，既舒适、安全，又对身体的发育有好处。

㉚ 过重的书包会不会影响孩子脊柱发育？

Q 大鼻子医生，我的孩子今年读3年级，最近他一直喊背疼，仔细问了才知道是每天上学背的书包过重，我称了一下居然有3.5公斤，但孩子说他的书包还不是班上最重的。孩子现在在长身体，每天都背这么重的书包，会影响他的脊柱发育吗，有缓解的方法吗？

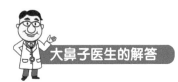
大鼻子医生的解答

处于成长期的小孩，因为其脊柱未发育完全，长期用不正确的姿势背负过重的书包，会对脊柱发育造成严重影响，甚至会引发相应的脊柱畸形。特别是对那些平时运动少，缺钙的孩子，很容易造成胸廓畸形，还可能造成青年性驼背，破坏形体的正常曲线。

家长应该为孩子选择背长与书包尺码相对称、有抗摆动胸带的书包，此外，书包材质本身要轻。一般来说，纯书包的重量应该控制在0.9～1.15千克，而且装上书之后的重量不应超过学生自身体重的15%，除当天上课要用的物品外，不要让孩子把其他东西，如漫画和杂物等放进书包内。

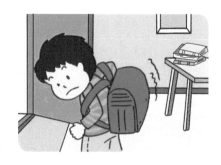

现在市面上出现了拖拉式的书包，但值得注意的是，孩子的身高和臂长应和拖杆的长度契合，过长过短的拉杆对孩子来讲都容易造成脊柱的损伤。背包式和拖拉式的书包可以交替使用，以缓解局部压力。

㉛ 正常儿童每天需要补充多少钙?

Q 大鼻子医生，我的孩子因为发育迟缓，出现流汗多等情况，去医院进行了检查，医生诊断说是孩子缺钙。请问要如何给孩子科学补钙呢?

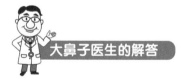
大鼻子医生的解答

家长可参考中国营养学会 2001 年修订的推荐每天膳食中钙的供给量来为孩子科学补钙：0～6 个月的儿童为每日 300 毫克，6～12 个月的儿童为每日 400 毫克，1～3 岁的儿童为每日 600 毫克，4～10 岁的儿童为每日 800 毫克，11～18 岁的儿童为每日 1000 毫克。

孩子多晒太阳可使皮肤中的 7- 脱氢胆固醇生成维生素 D。维生素 D 对钙、磷的吸收有着积极的促进作用，还应多摄入含有维生素 D 的食物（如肝类、牛奶、奶油、鱼子、蛋黄等）。1 岁以前的孩子还要额外补充鱼肝油。新生儿的体重和身高增长速度较快，牛乳中的钙、磷比例不适合小儿的生理需求，也不利于肠壁对钙的吸收，所以婴儿从出生至 2 岁需加服钙剂。

家长不要给孩子服用含磷钙剂；补钙的同时不要吃含植酸和草酸的食物，奶制品和油脂类食物也不可与钙制品同服。

32 孕妇能不能补钙，摄钙不足胎儿会受影响吗？

Q 大鼻子医生，我现在怀孕 6 个月，最近觉得全身无力，甚至腰背酸痛，夜里还总是抽筋，导致我的睡眠质量严重下降。我担心这样会影响腹中的孩子，就去医院检查，医生让我不要太紧张，因为随着胎儿不断长大，腰部承受力也会不断增加，这才出现酸痛的症状。腿抽筋主要是缺钙。但我一直都按时补钙，为什么还会缺钙呢？缺钙会影响胎儿生长发育吗？

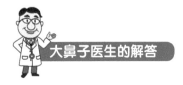

大鼻子医生的解答

因为胎儿骨骼和牙齿在 2 个月开始发育，从怀孕第 5 个月起，胎儿牙齿开始钙化，恒牙牙胚发生。骨骼开始发育需要钙，胎儿便从妈妈血液里吸收大量的钙以满足需要。如果孕妇缺钙，将影响胎盘对钙的转运，使胎儿从母体吸收的钙不足，以致胎儿骨骼及牙齿发育不良、宫内发育迟缓，结果可能出现新生儿先天性佝偻病、新生儿低钙惊厥，使婴儿出牙晚。孕妇缺钙常表现为无力、腿抽筋、腰背部酸痛等。

孕妇补钙应少量多次服用。在吃钙片的时候，可以选择剂量小的钙片，每天分 2 ～ 3 次口服。同样，500 毫升牛奶，如果分成 2 ～ 3 次喝，补钙效果要优于 1 次全部喝掉。应选择最佳的补钙时间，补钙最佳时间是在睡觉前或两餐之间。注意距离睡觉要有一段的时间，最好是晚餐后休息半小时即可，因为血钙浓度在后半夜和早晨最低，最适合补钙。

准妈妈补钙最迟不要超过怀孕 20 周。孕妇妊娠 5 个月时，多摄入肉、鱼、蛋等富含蛋白质以及牛奶、豆与豆制品、虾皮和绿叶蔬菜等富含钙的食物。妊娠晚期（7 个月以后）是胎儿生长发育最迅速的时期，所以妊娠晚期营养素的供给量应达到或超过中期的水平，尤其蛋白质每天要增加 25 克，可在中期膳食基础上再增加摄入优质蛋白质（50 克肉、禽、鱼或 250 毫升牛奶或 250 毫升豆浆），钙每天要增加 700 毫克，多进食含钙丰富的食物。另外，这一时期在膳食组成上可选择体积小、营养价值高的食物，每天餐次可增至 5 餐，以少食多餐为原则。这一时期的

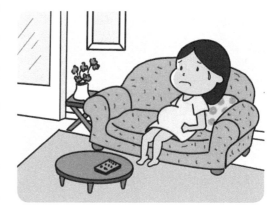

孕妇易出现水肿（以下肢为主），膳食中应控制水、盐的摄入量，对有明显下肢浮肿者，应避免食用咸肉、咸鱼、咸菜、榨菜、酱菜等含盐高的食品。

除了钙的补充，孕妇还应注意其他元素，如铁、锌、维生素D的摄入。孕妇在购买钙剂时，必须弄清产品的钙含量、吸收率、有无不良反应等，不能轻信“高效、高能、活性”等词。

㉝ 为什么喝牛奶还容易缺钙？

Q 大鼻子医生，我的孙子从出生皮肤就好，白白嫩嫩，我们平时也没少给他补充营养，特别是钙制品，但最近他开始厌食，爱出汗，个子也没有同龄人高。我们担心孩子身体出了问题，就去儿童医院看医生，检查后医生说孩子得了佝偻病。我很奇怪，孩子的牛奶和钙片一直没断，怎么还会得这种病呢，难道说小孩不适合喝牛奶？

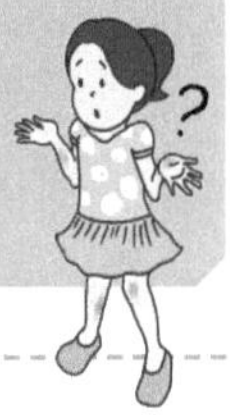

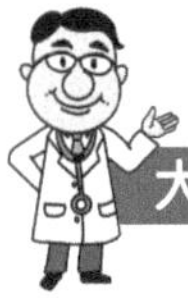

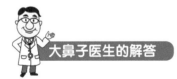

大鼻子医生的解答

牛奶喂养就是用动物的乳汁或代乳品喂养婴儿的一种人工喂养方式。但因为牛奶缺少母乳中所含有的特异性抗体、活性细胞等免疫因子，所以人工喂养的婴儿较易患腹泻及呼吸道感染。而且牛奶中的β乳清蛋白有

致敏的危险，牛奶喂养的婴儿容易发生过敏，如哮喘、湿疹等。

牛奶中的铁不易被婴儿吸收，人工牛奶喂养的婴儿也易发生缺铁性贫血，所以，以牛奶为主食的孩子需要另外补充含铁丰富的食物，如畜禽血制品、蛋黄、鱼蛋白粉等。

一些家长为了让孩子随时能喝到牛奶，会灌满一大瓶牛奶在保温杯里，同时会往牛奶中放些巧克力，丰富牛奶的口味，这都是不正确的。因为牛奶营养丰富，细菌极易繁殖，牛奶存放时间超过 4 小时就会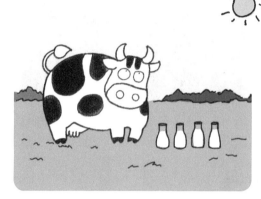变质，孩子若喝了变质的牛奶，极易发生腹泻、消化不良甚至食物中毒。另外，牛奶中的钙与巧克力中的草酸结合后，可形成草酸钙，草酸钙不溶于水，如果长期食用，容易使孩子的头发干燥而没有光泽，还会经常腹泻，并出现缺钙和发育缓慢的现象。

孩子喝过牛奶后仍需要补充水分，因为牛奶中的蛋白质（以酪蛋白为主）以及钙、磷、钠等矿物质含量过高，大大超过母乳，这些矿物质进入体内，消耗大量水分，会导致大便干结难解，俗称"上火"。为了防止孩子出现"上火"现象，就得另外多喂温开水。

34 如何科学母乳喂养？

Q 大鼻子医生，我的孙子出生后，一直是由他妈妈喂牛奶，我知道单纯喂牛奶会造成孩子营养吸收单一，也找了母乳喂养的资料给孩子母亲看，这才说服孩子母亲，母乳和牛奶交替喂养。请问母乳喂养过程中母亲和孩子应该注意什么，如何做到科学喂养呢？

大鼻子医生的解答

母乳是天然的和最理想的哺育后代的食品。母乳喂养是婴儿和母亲双赢的方式。对婴儿来说，母乳是最容易消化、吸收的。母乳喂养的婴儿身体抵抗力高于牛奶喂养的孩子，还能降低婴儿的过敏体质。母乳喂养可促进婴儿与母亲的感情建立与发展，更好地促进婴儿大脑与智力的发育。

对母亲来说，母乳无菌、经济、卫生，既减少家务劳动，又节省开支。还能帮助母亲恢复体形，刺激乳房和生殖器官，减少患乳腺癌的概率。

新生儿宝宝最好的哺乳方式是采用按需喂哺，即当宝宝饥饿时或妈妈感到乳房胀满时进行哺乳，不定时、不限量。每次哺乳时间在 20 ～ 30 分钟，同时交替两侧乳房哺乳，以增加乳汁分泌量。

随着宝宝月龄的增长，一般每 2 ～ 3 小时喂一次或 3 ～ 4 小时喂一次。

一昼夜 8 ～ 12 次。当宝宝 3 ～ 4 个月后,其胃容量增大,每昼夜可改喂 5 ～ 8
次母乳。

乳母在饮食方面有较多的禁忌,例如不能喝咖啡、浓茶、抽烟、喝酒,
因为乙醇、咖啡因和尼古丁会经乳汁传给孩子,而造成不良的影响。乳母
若有服用药物,罹患某些慢性疾病,自身营养不良,情绪严重不稳定,乳
房发炎,乳头皲裂,急性感染,外科手术,怀孕等,都要考虑停止或暂停
哺乳。

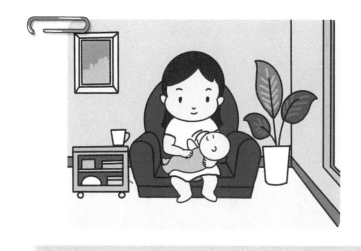

乳母要平衡膳食,注意营养,睡眠充足,心情愉快,生活有规律,
不随便服药,每天应较平时增加能量 700 ～ 1000 大卡(3 ～ 4 兆焦耳)
和水分 1 ～ 1.5 升。哺乳期要注意休息,不要太疲劳。哺乳时要注意喂养
的姿势,以不引起疲劳为度,以免引起奶量减少。

㉟ 天天补钙为什么还缺钙？

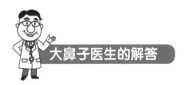

Q 大鼻子医生，我为了让孩子长高，通常是朋友亲戚说什么营养品对长个子好，我们就去买来给孩子吃。但孩子非但没长高，反而还出现枕秃、盗汗等缺钙现象，都这么补充钙质了，为什么还缺钙呢？

大鼻子医生的解答

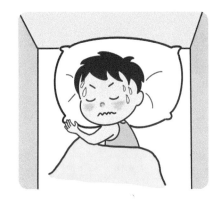

维生素 D 摄入不足、饮食中食盐含量较高或吃高蛋白，含磷酸、镁、咖啡因等食品都会影响孩子身体对钙的吸收，因此科学补钙很重要。

补充维生素 D 与补钙需同步进行。维生素 D 来源一靠晒太阳，二靠口服浓缩鱼肝油，如果缺钙明显还需定量肌内注射维生素 D。钙的来源主要靠摄入富含钙的食品，如牛奶、豆制品、蛋黄、虾皮、小白菜、芹菜、芝麻酱等，尤其虾皮含钙量很高，可切碎煎蛋吃。由于儿童进食量有限，必要时还应加服一定量的钙剂。

若孩子同时服用抗酸药，补铁、补锌的产品，喝牛奶时，则需要错开时间，如此才能让身体更好地吸收营养物质。

此外，补充钙剂最好不要在空腹时补，否则吸收不佳。餐后服用或晚上临睡前服用均有利于钙的吸收，补钙效果最佳。

36 鱼油和鱼肝油是一回事吗？

Q 大鼻子医生，我的女儿虽然有一双大大的眼睛，但视力不是很好，听朋友说孩子吃鱼肝油可以增强视力，我就打算买一瓶给孩子试试，但发现市面上有鱼肝油和鱼油两种商品，问了售货员也说不清这两者的区别，请问鱼油和鱼肝油是同一种东西吗？

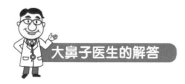
大鼻子医生的解答

虽然鱼油和鱼肝油的原料来源都是鱼类，但其成分的提取部位以及对人体的保健功能差别很大。鱼肝油的原料是鱼的肝脏，是带鱼腥味的油状液体。鱼油是鱼体内的全部油类物质的总称，它包括体油、肝油和脑油。主要是从鲸类的身上获取的。鱼油对于肥胖者和脂肪肝患者来说是很好的减肥和防病保健品。但正在发育生长的孩子不可随意服用。

鱼肝油的主要成分为维生素 A 与维生素 D。适用于夜盲症、眼球干燥、骨骼发育迟缓、牙齿不健全、上皮组织结构受损、免疫功能低下、佝偻病等症状的孩子。但因为维生素A、维生素D都属于脂溶性维生素，长期大量服用鱼肝油，会造成体内囤积过量，无法代谢而造成中毒，所以孩子的摄入量要严格控制。

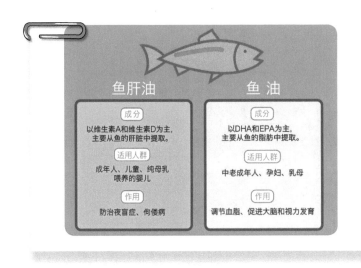

鱼肝油

成分
以维生素A和维生素D为主，主要从鱼的肝脏中提取。

适用人群
成年人、儿童、纯母乳喂养的婴儿

作用
防治夜盲症、佝偻病

鱼油

成分
以DHA和EPA为主，主要从鱼的脂肪中提取。

适用人群
中老成年人、孕妇、乳母

作用
调节血脂、促进大脑和视力发育

婴儿母乳不足或断乳后未及时添加蛋黄、动物肝脏等富含维生素A和维生素D以及富含胡萝卜素的蔬菜、水果等食品，或者患有慢性腹泻、肝胆等疾病影响维生素A和维生素D的吸收，或者患有慢性消耗性疾病使维生素A和维生素D的消耗增多，或者缺少日照以及生长过快使维生素A和维生素D需要量增多等因素都可以引起维生素A和（或）维生素D的缺乏，以上情况需在医生指导下补充鱼肝油。

㊲ 什么样的钙制品适合儿童？

Q 大鼻子医生，我的孩子被医生诊断为缺钙，医嘱说要适当给孩子补充钙。但现在市面上补钙的广告各式各样，疗效一个比一个夸张，我们一时间都不知道该怎么选，请问孩子适合哪一种钙，怎么补钙更科学呢？

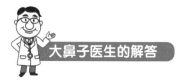

大鼻子医生的解答

钙片颗粒大小只是物理变化，并不能从本质上改善人体对钙的吸收率。目前人体对补钙产品中钙的吸收率仅在30%左右，事实上并不存在所谓的"95%"的吸收率。

家长可为孩子选择一些钙源好、吸收好、口感好、不刺激肠胃的婴幼儿专用钙产品，如乳酸钙或葡萄糖酸钙。最好选择单一元素的、知名度高的钙产品，但是不要盲目地跟着广告走。家长首先要注意查看批号，是否有中华人民共和国原卫生部批准文号（卫食健字）和原国家食品与药品监督管理总局的批准文号（国食健字）。其次要看清钙元素的含量以及吸收率和溶解度，为了提高吸收量，最好选择在一天中分几次服用较少剂量的钙，因为一次服用大量的钙，将会减少钙的有效吸收。最好是咨询医生后再选择补钙产品。

38 儿童补钙要坚持什么原则？

Q 大鼻子医生，现在我们生活条件越来越好，总想给孩子最好的，我的孩子身体发育过程中就没有缺过钙制品，但我也从报纸上了解到盲目补充钙百害无一益，请问给孩子补钙要注意什么？

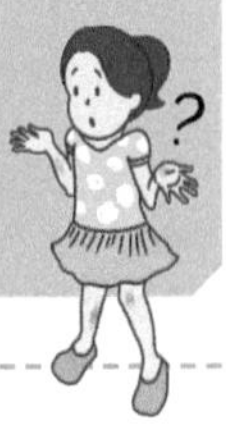

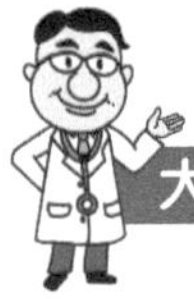

大鼻子医生的解答

钙是人体内非常重要的矿物质之一，在促进骨骼和牙齿的形成、维持神经与肌肉的正常兴奋性、降低毛细血管通透性等方面起着重要作用。但人体对钙的需要量因年龄、性别、种族、生理状态、疾病因素等不同而有差异，盲目补钙，不但对机体无益，反而可能引发不良反应。

家长在给孩子补钙时要注意平衡膳食，更要有健康的生活方式。家长不能急于求成，口服钙剂以餐后服最佳，如采用每天 3 次的用法，应于餐后 1 小时服用，以减少食物对钙吸收的影响；若选用含钙剂量高的制剂如钙尔奇 D 等，则宜每晚睡前服用。如果当天的菜谱中有菠菜、雪菜、苋菜、空心菜、竹笋、洋葱、茭白、毛豆等富含草酸的食物，则应该在餐前 2 小时或餐后 3 ～ 4 个小时让孩子服用钙制品。

值得注意的是，孩子服用钙剂后出现肠胃道刺激征、便秘时，要及时停止服用，带孩子去医院检查，遵医嘱是否继续服用。

39 婴儿用学步车练习走路好不好？

Q 大鼻子医生，我的孩子8个月了，正是学走路的关键时期。我们为了让他更好地学习走路，特意买了一台学步车，孩子整天坐着学步车在家横冲直撞。但孩子父亲最近听说太早给孩子坐学步车会伤脚，他认为用学步车会增加孩子的依赖性，我是觉得与其让孩子磕磕碰碰地学走路，倒不如用学步车，这样至少不会发生大人一转身孩子就摔个大跟头这种事情。请问孩子到底适不适合用学步车练习走路？

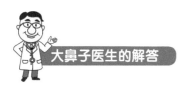
大鼻子医生的解答

在孩子满10个月之前，最好不要尝试使用学步车。过早使用学步车，会使孩子跳过"爬行"的自然生长发育阶段，造成以后身体平衡和全身肌肉协调差，容易出现感觉综合失调，表现为手脚笨拙、灵活性差、多动、注意力不集中、性格问题（冲动、任性、脾气暴躁）等。

家长要为孩子创造一个练习走路的空间，要远离电器、插座，尽量减少堆积的杂物。要把四周有锐角的东西拿开，避免学步空间内家

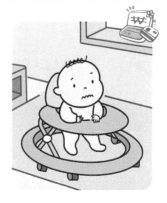

具凹进凸出。地面不要过滑，不要有坡度。孩子手能够到的小物品要拿走，以防孩子将异物放入嘴里。

其实，当孩子看到通过自己的努力能够自由行走时，或是拿到身边的东西时，这对他心智上的成长是非常有利的。

如果实在需要使用学步车，家长应该购买正规厂家生产的学步车，使用学步车前加强对孩子的爬行训练，这不仅有助于孩子迈步，而且有益于孩子身心发育。学步车使用过程中，家长应该守护在孩子身边，防止意外伤害。

㊵ 孩子在什么时间学走路最好？

Q 大鼻子医生，我的孩子现在 9 个月了，但行为动作发展得明显比其他同龄孩子要慢，他只能扶着其他物品站起来，我们牵着孩子走却能走四五米，但放开手就不行了。现在我很着急，每天都带着孩子多练习一段时间，不知我这样做是否正确，什么时候是孩子学习走路的最佳时间呢？

大鼻子医生的解答

正常婴儿动作发育是：6 个月坐，8 个月爬，10 个月站，1 岁走。一般孩子 10 个月后练习走路较为适宜，10～11 个月，孩子在放手后能稳定站立时,就可以开始尝试走路了。孩子 12 个月时,父母应注重孩子站—蹲—站连贯动作的训练,如此做可增进孩子腿部的肌力,并可以训练身体的协调度。12 个月以上时,需要加强孩子平衡的训练。在他走路时,注意让他穿上短袜子,这对支持他站立、跨步,都有好处。13 个月左右时,父母除了继续训练孩子腿部的肌力以及身体与眼睛的协调度之外,也要着重训练孩子对不同地面的适应能力。13 ～ 15 个月时,孩子已经能行走良好。

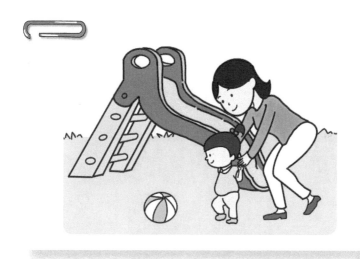

孩子学习走路是一个长时间的过程,家长应注意学步环境的安全,时刻有家人守护在孩子身边,切忌在走路时喂孩子吃东西。

家长不必对孩子走路时的"八字脚"过分担心,有时候这种姿势的孩子是缺乏肌肉负重锻炼,要让他多做些锻炼,慢慢地他自己就能调整过来。

孩子学步时的跌撞、摔跤都是正常的,但到 2 岁后孩子还是这么跌撞着走,就要带他去医院,一种可能是骨架结构的问题;另一种可能是小脑疾病影响平衡,也可能是脑缺氧或脑瘫。

有的孩子走路姿势像小鸭子，两条腿移动很慢，如果不小心摔倒了，要用手撑地、弯腰或用手撑膝关节才能站起来。这种步态一开始学步就很明显，一种原因是孩子还是平足，走的过程中要慢慢练，不妨让他蹬小轱辘童车，一般到5岁前足底就会自然出现弧度；另一种原因是两侧发育性髋关节脱位，家长要赶紧带孩子去医院。

㊶ 孩子经常"跪坐"和"盘腿坐"，会影响下肢发育吗？

Q 大鼻子医生，我的孩子总喜欢跪坐着，脚呈外翻状，抱着他时也会出现这种姿势。孩子现在3岁了，这种姿势是不是已经对他肢体的正常发育产生影响了，还能纠正过来吗？

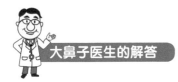

大鼻子医生的解答

尽管缺钙和遗传是"O"型腿形成的两个主要原因，但由于幼儿处于身体发育阶段，腿部力量常不能过度承受身体重量，所以也容易引起腿的变形。

家长应该控制孩子体重，不要让其过胖，孩子在日常玩耍时，也尽量避免让孩子跪坐、盘腿坐；孩子不要过早、过久地站立和学步（10个月前勿学站）。学步阶段，不用或少用学步车。不要过早穿较硬的皮鞋，因为婴幼儿腿部力量较弱，学走路时穿硬质的鞋，会影响下肢正常发育。避免趴睡，孩子趴睡时，会让他的脚呈内翻或外翻状，长时间下来，也可能影响他的腿型。

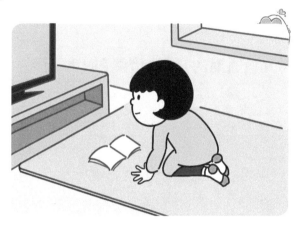

已经出现"O"型腿的孩子，也有方法矫正：

让孩子直立，两脚并拢，两手扶膝做两膝向正前方的下蹲起立运动，每天做 20 ～ 30 次。

孩子弯腰后，两手扶膝做向左和向右的绕环运动，每天做 20 ～ 30 次。

孩子两脚分开，宽度大于肩宽，弯腰，两手扶膝做两膝向内相靠练习，每次停靠 10 秒钟，每天做 5 ～ 10 次。

孩子两脚平行站立，先以脚跟为轴，做脚尖外展和内旋运动；再以脚尖为轴，做脚跟外展和内旋运动，每次各做 20 ～ 30 次，每天做 1 ～ 2 次。

让孩子坐在椅子上，尽力用小腿夹住书，坚持一定时间，如果用皮带将两膝捆住做，效果更加显著。

孩子跪坐在腿上，塌腰，两脚慢慢向外向前移动，腰部也随之逐渐直起来，每天做 1 ～ 2 次，每次做 15 ～ 20 次。

下蹲运动对于矫正"O"型腿很有效，下蹲时孩子的膝盖和大腿靠拢，尽可能地下腰深蹲效果会更好。

㊷ 如何看待儿童时期的"O"型腿和"X"型腿？

Q 大鼻子医生，我的孩子两个月大时，腿总是弯曲，两腿有些呈"O"型，我想着婴儿不会走时腿总是长期弯曲，这种情况到他学走路时就会改变，所以就没有在意。不过孩子两岁时，腿形又呈"X"型，这是不是学步期内包尿布的影响？到底是什么原因使得他小时候呈"O"型腿而如今又呈"X"型腿呢？

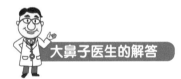

大鼻子医生的解答

儿童"O"型腿是人们常说的"罗圈腿"，儿童"X"型腿俗称"剪刀腿"，可由多种原因造成，佝偻病是儿童最常见的症状。

2岁以内的小孩，会存在生理性"O"型腿。随着成长，形成轻度的生理性"X"型腿，而"X"型腿在2～4岁时，因为关节负荷随体重及活动力而加

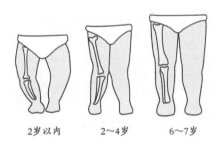

2岁以内　　2～4岁　　6～7岁

重，超过了 4 岁，又会自动矫正，一直到 6 ～ 7 岁便逐渐接近正常。一般 90% ～ 95% 的此类症状会得到自动矫正。

家长如果实在担心孩子的生长发育，可以随时观察孩子的情况，如孩子叫痛的时间是不是很频繁，走路姿势是否异常，孩子是不是常常跌倒、没走几步路就喊腿酸等。发现有异常，马上带孩子去儿童专科医院检查，才是最正确的做法。

43 孩子为什么总喊腿痛？

Q 大鼻子医生，我的小孩晚上睡觉时总喊腿疼，我以为是在幼儿园和小朋友玩耍时磕着了，但检查他的腿也没有看到红肿和瘀紫。我们去到医院让医生检查才知道孩子腿疼是由于生长所造成的，是一种正常的生理现象。为什么生长还会出现疼痛，有治疗的方法吗？

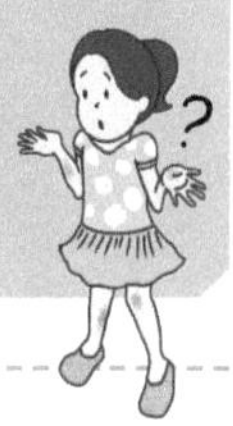

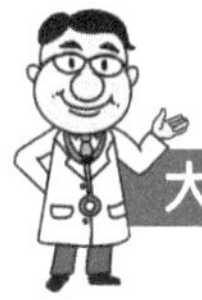

大鼻子医生的解答

生长痛是由于小儿骨骼增长较快而与之相连结的肌腱、韧带、关节囊等结缔组织增长相对较慢而产生的暂时牵扯疼痛现象。生长痛常发生于 3 ～ 6 岁的儿童。他们一般在白天活动量比较大，注意力较分散，腿痛发作时间多数发生在夜晚，有些孩子甚至在睡眠中痛醒。有的幼儿有时候可略有跛行，但膝关节不会红肿。

对易发生生长痛的3～6岁的孩子，家人或照护者应认真观察孩子全身有无发热，疼痛部位有无红、肿，疼痛时间长短及能否自行缓解。如均无异常，次日又玩耍如常，大多为"生长痛"。

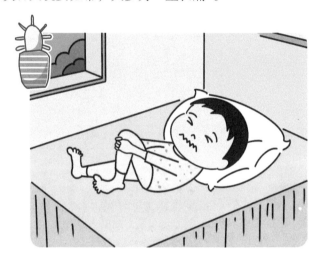

孩子疼痛时家长可在其腿部轻揉按摩或轻揉牵拉孩子下肢。对于经常疼痛的孩子，父母应注意不宜让其过量运动，运动后可以做适当按摩。

3岁以下的儿童可遵医嘱补充钙剂、维生素 D，同时也可以服用维生素 C、牛磺酸等，症状一般能得以缓解。对于一些低锌的幼儿可适当补锌，也可以缓解症状。对于3岁以上孩子，以上治疗均无必要。

如经上述处理，孩子的小腿仍然继续疼痛或者拖着脚走路的话，务必到儿童骨科就诊。症状反复发生，多次到医院都诊断为生长痛，也不能疏忽大意。要密切观察孩子疼痛有无变化及其他异常情况，有无病理性疼痛如儿童暂时性髋关节滑膜炎、儿童股骨头骨软骨病、骨样骨瘤等疾病。

44 生长激素能够解决孩子身材矮小的问题吗？

Q 大鼻子医生，我的孩子现在都10岁了，但比同龄的孩子矮了半个头。最近听说注射生长激素可以长高，但我又担心这种治疗有副作用，毕竟现在的一些食物都会导致孩子早熟。请问孩子有必要注射生长激素吗，有什么注意事项呢？

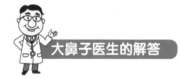

大鼻子医生的解答

生长激素疗法是给由于某些疾病或者脑下垂体异常导致生长激素无法正常分泌的孩子提供的治疗方法，对正常的孩子没有太多帮助，儿童时期过多使用生长激素，可能会使患儿出现巨人症，引发颅内压急剧升高，表现为头痛、呕吐、视盘水肿、腰穿压力增高等不良反应。

如果必须要使用生长激素，应该在专科医生指导下进行。孩子5岁时就可以开始接受生长激素疗法，若女性在14岁以上，男性在17岁以上，生长激素疗法基本上不会有效果。

生长激素治疗一般持续6个月到1年。先做6个月治疗观察是否有效果，如果治疗在6个月内生长了5厘米以上就说明有效果，如果在3厘米以下就认为没有明显效果，可以停止治疗了。每隔3～6个月去医院接受检查确认治疗进程，一般生长激素治疗可以让孩子比原来长高10厘米左右。

生长激素治疗过程中还应搭配适量的运动和合理的饮食，促进生长激素的分泌，强壮身体的肌肉、骨骼和韧带。

㊺ 骨骼健康的关键是运动而不是补钙吗?

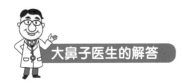
大鼻子医生，我的孩子从小就不擅长运动，平时跑个几百米就累得不行，更别说其他种类的运动了。请问这种情况是骨骼没发育好吗，还是说缺钙导致的?

大鼻子医生的解答

适量运动和补充足量钙质以及保持正确的坐、立、行姿势是维持骨骼健康发育的关键因素，避免外来伤害也有保护骨骼的功能。

家长应该为孩子调整饮食结构，如肉、蛋、奶、海产品、豆制品、各种蔬菜、水果、谷类（包括粗粮）都要摄入。从婴幼儿到学龄前期都要保证钙的补充，从营养的角度讲，牛奶中的乳钙精华及一些蛋白质碎片和短链肽，是比较适合婴幼儿的。但单纯补钙而不运动并不能保证钙不流失，所以在补充营

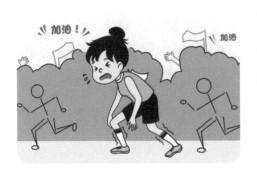

养的同时，每天适当地增加孩子的主动运动和被动运动量，可以帮助骨骼得到充分锻炼，从而保持其健康发展。

有些疾病和药物会以不同的方式影响骨骼健康，所以孩子患病时应谨遵医嘱服药。

㊻ 孩子走路像"卓别林"似的怎么办？

Q 大鼻子医生，我们的孩子就是家里的开心果。模仿能力特别强，尤其是模仿著名电影表演艺术家"卓别林"走"外八字"步。我们都觉得他很有喜剧天赋，所以没有特别在意他走路的姿势。最近一位医生亲戚来家里做客，他看了孩子的模仿秀后和我说，孩子的"外八字"步不是模仿出来的，更像是频繁的臀部肌内注射导致臀肌挛缩造成的。请问什么是臀肌挛缩呢，孩子为什么会得臀肌挛缩症呢？

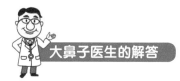
大鼻子医生的解答

臀肌挛缩症在医学上也称"儿童注射性臀肌挛缩症"，它属于医源性疾病之一。一般是因为孩子小时候患反复呼吸道感染、扁桃体炎、支气管炎、肺炎或肠炎等疾病而多次接受臀部肌内注射所致。

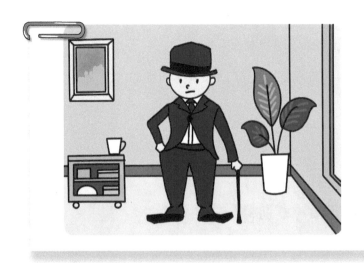

孩子生病后能口服药物治疗的尽量避免臀部肌内注射，孩子必须接受肌内注射用药时，疗程以 3～5 天为宜，最多不能超过 2 周。

一般肌内注射部位在臀部外上 1/4 处，由于反复多次注射，这些肌束不断受到药液刺激，容易发生化学性、损伤性反应，导致肌肉组织萎缩变性，纤维组织增生。

所以孩子在肌内注射治疗过程中，要经常更换臀部注射部位，避免同一部位反复多次接受肌内注射。注射部位外敷热毛巾，每天 2 次，每次 10 分钟。

对于过多肌内注射的儿童，在每 1 个疗程结束后，应给予理疗，以改善局部受损组织的血液循环，促进损伤的痊愈。

对于已经确诊为"臀肌挛缩症"的儿童，应该尽早进行手术治疗，防止出现骨盆倾斜和继发性脊柱侧弯等并发症，避免影响儿童的正常发育。

④⑦ 长身体的孩子适合做什么体育项目？

Q 大鼻子医生，我的孩子打小抵抗力就弱，大家都说是缺乏运动导致的，我们考虑暑假给孩子报一个运动班，让他锻炼身体。孩子父亲想让孩子选跑步，我觉得跑步对膝盖损害大，想让孩子选游泳，但孩子父亲又说游泳也有溺水危险。请问正在长身体的孩子适合什么体育项目呢？

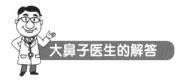
大鼻子医生的解答

运动可以增强人体的抵抗力，锻炼心肺功能。但运动又是双刃剑，如果运动不得当就会引发运动伤害。

针对儿童身体发育特点，父母可以让孩子进行跳绳、弹跳、跳皮筋、拍小皮球、踢小足球、打小篮球、游泳等体育运动，也可到郊外放风筝、玩耍、踢毽子、滑滑板和轮滑，还可以去练散打、跆拳道和体操，但前提是家长需要在运动前了解一些安全常识，并提醒孩子在运动前做哪些适当的准备。如孩子游泳时家长要关注孩子的情况；无论在船上还是靠近开放性水域时都要为孩子穿好救生衣；教育孩子不要在非指定区域游泳。玩轮滑前为孩子准备质量合格的头盔和防护用具；告诉孩子，在溜冰、骑车或玩滑板车时要时刻戴好头盔和防护用具；教育孩子了解道路交通法规等。

儿童有很多与成年人不同的解剖生理特点，不宜从事诸如拔河、力量锻炼、长跑、负重跑、掰手腕、极限运动、兔子跳、倒立等活动。平时也不要让孩子在小区健身器材上运动，因为公共健身器材对安全要求很高。目前儿童使用健身器材不当引起伤害不断增多，甚至出现了重伤、残疾的现象。

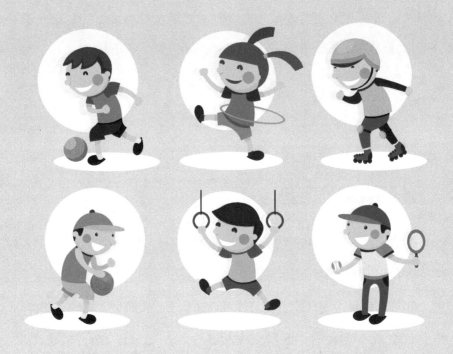

　　家长在指导孩子做运动时，不能想当然、凭经验，要掌握正确的训练方法和运动技术，科学地增加孩子的运动量，把握"渐进性"原则，从而避免意外伤害的困扰。

48 儿童体育锻炼前要做哪些充分的热身运动呢?

Q 大鼻子医生,我的孩子很活泼,特别喜欢体育锻炼,但他每次都很心急,一开始就猛跑、猛跳,结果刚玩一会儿,就感到累了,且喘气急促,直嚷着腿痛。我心疼孩子,觉得这样的运动还不如不运动。孩子父亲说只要做好锻炼前的热身运动就不会出现这样的情况,我具体问是哪些运动孩子父亲又说不出所以然。请问体育锻炼前需要做热身运动吗?孩子需要做哪些充分的热身运动呢?

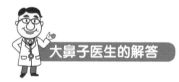

大鼻子医生的解答

体育锻炼可促进骨骼、肌肉、神经系统和心脏的生长发育,增强抵抗力,使孩子变得更健康、更聪明。体育锻炼可增强孩子体质,塑造健美的体型,使身体发育更加匀称、丰满、协调、健壮、美观。若锻炼前的准备活动不充分,不仅影响锻炼效果,甚至会引起各种运动损伤的发生。

一般人在体育锻炼时,只需要进行全身性热身练习,如慢跑、基本体操、韵律操、武术操、游戏、踢腿、弯腰、活动脚腕及手腕等。

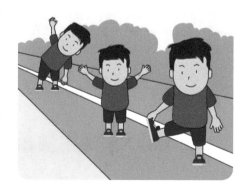

需要进行跑步锻炼的孩子，可做小腿和膝盖的热身运动。站立时一脚前移，将重心放在前脚，弯曲膝盖，这样可以帮助小腿肌肉的伸展。

如需要进行胸部和肩部的热身运动，将双手置于身后，紧握并上下摆动即可。

手臂的热身具体是手臂向上伸，双手在空中画圈，先向后转 5 圈，再向前转 5 圈。

半小时的体育锻炼，准备活动的时间一般为 10 分钟左右，出现身体发热、出汗、关节灵活、身体有力而轻松，说明准备活动已经充分了。

㊾ 运动中及运动后怎样饮水更科学？

Q 大鼻子医生，我家的孩子总喜欢在剧烈运动后一口气灌下一大瓶矿泉水，特别是夏天，爱喝冰水，我们怎么劝都不听。这不，今天跑完 800 米回来灌下一大瓶水没多久，就跟我说肚子痛，还全身提不起劲。请问运动后大量喝水对孩子身体有哪些影响，如何科学饮水？

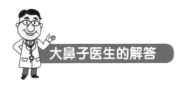

大鼻子医生的解答

水分从摄取到进入肠胃，再到被人体吸收，通常需要 20 ～ 30 分钟，如果运动后立即喝很多水，胃内的水分不能及时送到小肠进行吸收和利用，水就储留在胃里而不能真正达到补充水分的目的，孩子也会感到不适。而且胃内水分多过，胃酸被冲淡，减弱了杀菌和消化的能力。另外，运动时心脏工作量已经增加，过多饮水还会加重心脏负担，对健康不利。

在运动期间，由于孩子身体大量排汗，导致盐分随汗液丢失，必须及时补充无机盐，才能预防肌肉痉挛，并帮助缓解身体的疲劳。

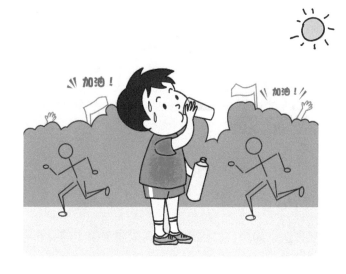

孩子运动后，家长应给其喝白开水或者绿豆汤、1%的淡盐水等去热除暑，且要少量多次地补充，一次饮水量一般不应超过200毫升，两次饮水至少间隔15分钟。

家长也应该注意避免让孩子饮用冰水。因为冰水会强烈刺激胃肠道，引起胃肠平滑肌痉挛、血管突然收缩，造成胃肠功能紊乱，导致消化不良。

50 孩子青春期个子一直不高怎么办?

Q 大鼻子医生，我们的孩子最近闷闷不乐，他觉得是因为父母的原因导致他的个子矮，被同学取笑。我们夫妻俩算不上特别高，但也是正常身高，怎么孩子就长不高呢，是不是和他平时不爱喝牛奶等原因有关?

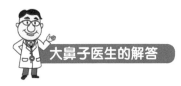

大鼻子医生的解答

我们的身高能长到什么时候，要看全身生长板关闭的情况而定，生长板如果关闭了，表示骨骼已经发育成熟，骨头不再生长，身高也不会再增高。

在青春发育期，如果自己孩子的身高较同龄孩子的身高悬殊较大，应及时去专科医院身材矮小专科门诊就诊，通过医生的诊断决定是否需要补充生长激素。

非疾病引起的身材矮小问题，可在医生指导下靠自己努力把自身身高的生长潜力挖掘出来。

孩子可以选择排球、篮球、芭蕾、伸展体操、跳绳、慢跑等体育运动进行锻炼，在锻炼前做好充分的准备活动，放松肌肉，加大肢体的柔韧性。调整好呼吸，运用好有效的体力。调整好状态，使大脑皮质处于适宜的兴奋状态。

合理调节饮食，多食高营养、高蛋白饮食，多食蔬菜类、水果类食物。生活有规律，避免抽烟喝酒等不良生活方式，保持良好的心态，积极面对生活。

(51) 什么是肢体延长手术？

Q 大鼻子医生，我今年20岁了，但身高完全看不出像20岁，因为我只有1.6米。找工作和找女朋友都受到了阻碍，最近听说肢体延长手术能够帮助身材较矮小的人增高，但这种手术有风险，很少有人愿意做。请问肢体延长术到底是如何达到增高目的的，肢体延长过程中又有哪些问题值得特别关注呢？

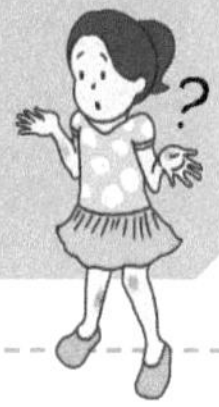

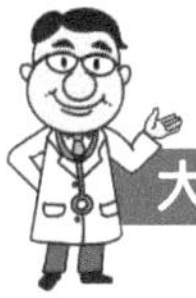

大鼻子医生的解答

肢体延长手术是根据组织在一定应力刺激下再生的生物学原理，应用现代骨科截骨术，在小腿或大腿把已经闭合的骨生长线重新“打开”，并在体外安装一种具有牵伸作用的肢体延长器，根据每个人组织再生能力和特点，每天以0.5～1毫米的速度将肢体缓慢地延长。肢体延长手术为一些如骨缺损、骨不连、肢体短缩、肢体不等长、肢体畸形患者，提供了一个科学、安全、可靠的治疗方法。

患儿要认真选择经验丰富的主刀医生以及具有良好外科手术条件和康复环境的医院进行手术。这样，手术风险系数可以大大降低。

接受此手术的患儿，术后可能会出现轻度针道感染和钢针折断的情况，但这些都可解决。

只是该手术可能导致如神经、血管损伤，延长骨不愈合，畸形愈合和关节功能障碍等严重并发症。卫健委明文禁止该技术应用于正常矮个人群的增高。儿童骨科主要面向病理性肢体不等长的儿童。

52 青春期的女孩子脊柱为什么会突然变弯？

Q 大鼻子医生，我的女儿今年 14 岁了，正好是处于青春期，但她最近一直闷闷不乐，问了才知道是她的肩膀一边高一边低，她的身体一直很健康，脊柱怎么说弯就弯了，这种情况是病吗？能不能治好呢？

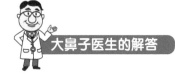
大鼻子医生的解答

特发性脊柱侧弯分很多种，其中青少年型特发性脊柱侧弯是最常见的类型。它的发病原因还不清楚。被诊断为青少年型特发性

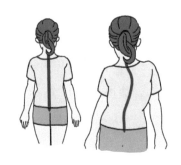

脊柱侧弯的患儿，要根据病情的严重程度对症治疗。

一般畸形程度在 25°～40° 之间且进行性加重的未成熟患儿，使用支具治疗就能延缓或阻止大多数脊柱侧弯的进展；畸形程度有所加重，并达到 25° 以上的患儿，或者在第一次就诊时畸形程度就已经超过 30° 的患儿也需要支具治疗。

最后，因为遗传因素在该畸形中起一定的作用，通过询问发现畸形的年龄、畸形发展的速度、并发症状、实足年龄及发育状态、家族史及母亲妊娠分娩史以及做 X 线等检查后，可以明确脊柱侧弯的诊断。

53 孩子维生素 A 补过量怎么办？

Q 大鼻子医生，我的孩子不爱吃饭，晚上睡觉老出汗，喝水、上厕所的次数多，最近总是喜欢揉眼睛，而且头发掉得很厉害，到医院检查发现原来是维生素 A 补充过量。请问孩子维生素 A 补充过量怎么办？

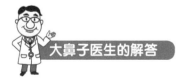
大鼻子医生的解答

过多摄入维生素不但不会保证营养的均衡，反而会带来意想不到的危险。长期大量补充维生素 A 或用大剂量维生素 A 长期治疗皮肤病：鱼鳞病、一些角化过渡性皮肤病，可能导致慢性中毒。慢性中毒常见症状是食欲缺乏、嗜睡、头痛、脱发、口唇干裂、皮肤干燥瘙痒等。长期过量服用维生素 A 会影响婴幼儿骨骼发育，使软骨细胞造成不可逆的破坏；急性维生素 A 中毒则表现为呕吐、眩晕、视觉模糊、囟门凸起。

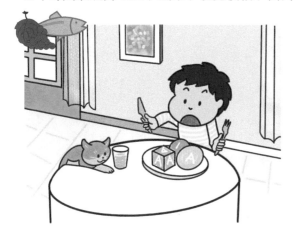

给孩子补充维生素 A 应注意：儿童每天需要的维生素 A 量为 2000 ～ 4000 国际单位，孩子在用牛奶喂养期间要适当补充维生素 A，常用的药物有维生素 AD 胶丸、鱼肝油等。长大了之后只要多吃胡萝卜和深色蔬菜，基本能保证每天的维生素 A 摄入量。

短时间内摄入大量含维生素 A 的食物或长期补充维生素 A 的小孩出现食欲下降、口唇干燥、头痛呕吐等现象时，要及时到医院就诊。

一旦诊断为维生素 A 中毒，应立即终止所有维生素 A 摄入，包括乳品及强化食品中的维生素 A。

补充维生素 A 最安全的方式是补充 β - 胡萝卜素，一种没有毒性的"维生素 A 原"。当维生素 A 不足时，它可以转化为维生素 A。由于 β - 胡萝卜素不能在水中溶解，只能在油中溶解，如果饮食中没有脂肪，就不能有效吸收 β - 胡萝卜素。所以，吃胡萝卜或补充 β - 胡萝卜素时，应该同时食用肉类或油脂食物。

54 维生素 C 缺乏的孩子会骨骼痛吗？

Q 大鼻子医生，我的孩子9个月了，因为奶水不足，只好用牛奶喂养，我在给孩子换尿布时发现，孩子两条小腿的皮肤上出现了一些出血点，而且两条小腿向里面弯曲，大腿却向着外面，不能移动，我一抱他，他就哭，好像碰到了什么痛处。带孩子去医院后，医生详细询问了孩子的喂养情况，又仔细地检查了他小腿上的出血点，同时拍了下肢的 X 光片，做了化验检查，然后告知我的孩子患上了"维生素 C 缺乏症"。请问维生素 C 缺乏症到底是怎么回事？

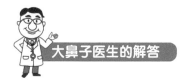

大鼻子医生的解答

维生素 C 缺乏症主要是由于饮食中长期缺乏新鲜蔬菜、水果，维生素 C 摄入不足所致。

孩子出生后，尤其是人工喂养的孩子若没有及时添加新鲜果汁、新鲜蔬菜或食物烹调时间过长，使维生素 C 破坏过多或因患病消耗增加等均可引起维生素 C 缺乏症。人体缺乏维生素 C 后，由于结缔组织形成不良，致使毛细血管壁不健全，脆性增加，易出血，医学上又称"坏血病"。维生素 C 缺乏可导致骨骼松软、脆弱并易折断；牙齿易脱落，牙龈易出血；影响肠道对铁元素的吸收，易患缺铁性贫血；使呼吸道对病菌的抵抗力下降，易患感冒或肺炎；并因血管脆性增加而易形成下肢骨膜下和皮下出血，引起骨痛和皮肤瘀斑。

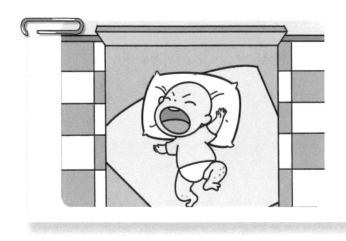

预防维生素 C 缺乏症，要注意尽量用母乳喂养宝宝。哺乳的妈妈只要注意摄取维生素 C,孩子就不容易缺乏维生素 C。但人体不能合成维生素 C，必须从食物中摄取，哺乳的妈妈一定要多吃黄、橙、绿色等富含维生素 C 的蔬菜和水果。如果不能以母乳喂养患儿，应选择婴儿配方奶，其中的维生素 C 含量较为适宜。

孩子出生后，按月龄及时添加含维生素 C 的辅食。母乳喂养的孩子 3 个月时，喝牛奶的孩子从出生后 15 天起，每天便应开始添加果汁、菜汁；4 个月后逐渐添加细菜泥、粗菜泥、胡萝卜泥及香蕉泥、苹果泥等食物；10 个月后增加新鲜碎菜和煮烂的蔬菜等；1 岁以上孩子的饮食，应多食用鲜枣、猕猴桃、西红柿、橘子等新鲜蔬菜、水果。

应遵医嘱补充维生素 C 片。维生素 C 缺乏症预防量:婴儿每天 30 毫克，儿童每天 30 ~ 50 毫克，早产儿每天需 50 ~ 100 毫克。孕妇和乳母的需要量更多，可达每天 80 ~ 100 毫克以上。

55 维生素 D 补充过量或不足都会得病吗？

Q 大鼻子医生，我的小孩最近睡觉不踏实，很容易惊醒，睡觉时出汗很多，把枕头都汗湿了。而且孩子 1 岁了还没有长牙齿，罗圈腿也比较严重。带孩子到儿童医院检查后，医生说孩子患有"营养性维生素 D 缺乏性佝偻病"。疾病处于活动期，但治疗效果好。医生给小孩开了鱼肝油胶囊：每天 3 次，每次 1 粒，并嘱咐小孩多晒太阳，加强营养，吃药之后 1 个月来复查。

很快过了 1 个月，因为太忙，孩子也没有什么不舒服，我便把去医院复查的事情忘了。又过了 2 个月，发现孩子又不正常了：常常腹泻，不吃饭，有时还发热。开始以为是感冒了，输液几天也没见好。我急坏了，赶紧又带孩子去了儿童医院。我把上次看病的情况跟医生说了，还告诉医生自己没有按照医生的嘱咐给孩子吃药，为了让孩子好得快点，每次都给孩子吃双倍的药。医生给孩子测了血钙，照了 X 光片。最后告诉我说这次是因为维生素 D 摄入过量引起中毒了，孩子需要住院治疗。请问该怎样科学给孩子补充维生素 D 呢？

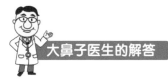

大鼻子医生的解答

维生素 D 又称钙化醇，阳光维生素，抗佝偻病维生素。婴儿和儿童缺乏维生素D可引起骨生长障碍，从而患上"佝偻病"。孩子得了佝偻病表现是多方面的：如出汗多，特别是睡觉或吃奶时头部出汗多；因摩擦使枕部出现了脱发区，医学上称"枕秃"；睡觉不踏实、易惊醒，平时表现烦躁、爱哭闹，有时表情呆滞，失去孩子应有的活泼性。

治疗佝偻病的办法主要是让孩子多晒太阳，同时在医生指导下服用维生素D。如果服用维生素D的孩子出现厌食、恶心、烦躁不安、发热、呕吐、腹泻等情况，应及时就医；如果确诊为维生素D中毒，应立即停服维生素D，并在医务人员指导下进行治疗。

佝偻病的预防办法是孩子出生后，要坚持用母乳喂养，及时添加辅食。夏季出生的孩子不宜直接照射阳光时，可多接触户外反射的日光。冬季出生的孩子，可自新生儿开始，在医生指导下口服浓缩鱼肝油，每天给维生素D 400国际单位。也可同时给予适量的钙剂。上述预防措施用到孩子2～3岁为止。

对于早产儿、双胞胎和患有消化道疾病的孩子，应在医生指导下加倍使用维生素D的预防量，但要注意消化情况，以不引起腹泻为准。

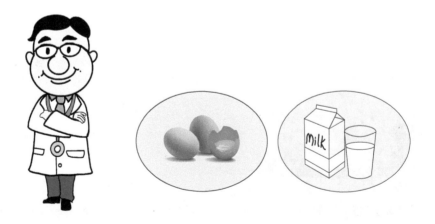

ZHI LIAO
PIAN

治疗篇

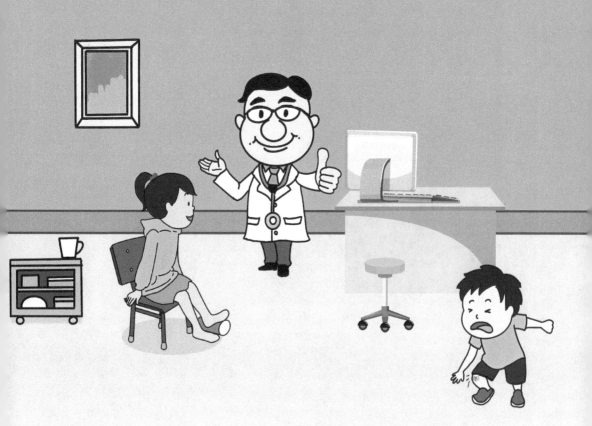

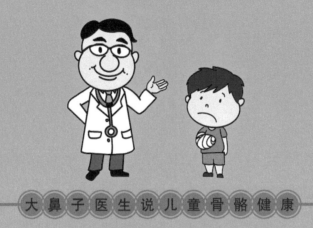

大鼻子医生说儿童骨骼健康

❶ 孩子得了歪脖子病怎么办？

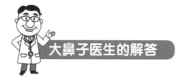

Q 大鼻子医生，我给孙子洗澡时发现他右边脖子比较饱满，可以摸到一个包块。看病时医生说他得的是先天性肌性斜颈，又叫"歪脖子病"。请问他为什么会得这种病，能治好吗？

大鼻子医生的解答

歪脖子病分很多种，先天性肌性斜颈是其中的一种，也是最常见的一种（还包括由于颈椎发育障碍引起的骨性斜颈、眼部疾患引起的眼性斜颈、耳部疾患引起的耳性斜颈等）。它的发病原因还不清楚，但是如果婴幼儿期间不能合理治疗，畸形随年龄增长会逐渐加重，其疗效也会随之降低，给患儿身心健康带来不良影响，如得了歪脖子病，早期发现和治疗特别重要。

先天性肌性斜颈的治疗，早期主要通过颈部被动牵伸进行矫正，同时家长在日常生活中要注意纠正孩子的头部位置，一些孩子不需要手术通过被动训练也可以痊愈。

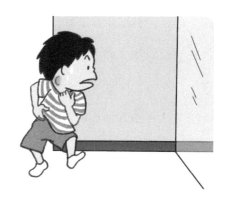

对于必须进行手术的患儿，手术

最佳时机是2～4岁,术后应结合矫形支具固定6～8个月防止畸形的复发。该病目前手术效果不错。

最后，先天性肌性斜颈的诊断还要注意与小儿颈部急性淋巴结炎、创伤导致的寰枢关节旋转性移位以及斜视斜颈、骨性斜颈相区别，以避免误诊。医生通过询问病史、X线、超声波及眼科检查后，一般能够确诊。

❷ 孩子手臂短小怎么办?

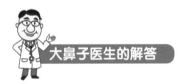

Q 大鼻子医生，我的孩子出生后，发现他的左手比右手要短小，请问这是什么病，能治好吗？

大鼻子医生的解答

我们常说的手臂是指除了手部以外的胳膊（肱骨）和前臂（尺、桡骨）两个部分，引起儿童手臂短小的原因有早产、营养不良、先天性畸形（先天性桡骨缺如、先天性多发性关节挛缩症）、遗传性疾病、内分泌异常性疾病、外伤、其他疾病（呆小症、软骨营养不良）等。

先天性桡骨缺如的治疗，早期主要通过矫形支具，避免前臂和腕关节过度变弯；后期需要进行多次骨骼矫形手术，使前臂和腕关节的外观和功能得到改善。

先天性多发性关节挛缩症和佝偻病也需要通过矫形支具预防和纠正肢体畸形。部分佝偻病患儿需要进行手术，纠正骨骼畸形。

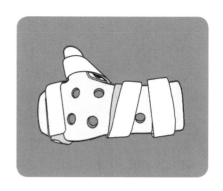

因生长激素缺少导致的侏儒症患儿，要及时进行激素和手术治疗，以改善畸形。

❸ 孩子的肘关节为什么会弯曲困难？

Q 大鼻子医生，我的孩子刚满月，每次给孩子穿衣服都很费劲，感觉她的肘关节很僵硬、无法弯曲，我们也不敢用蛮力，而且现在僵硬情况更严重了。看病时医生说她得的是"先天性多发性关节挛缩"。请问她为什么会得这种病，能治好吗？

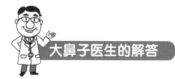

大鼻子医生的解答

先天性多发性关节挛缩是一种原因不明的疾病，表现为刚出生婴儿的上、下肢僵硬，肢体的关节部位没有皮肤纹理，又称之为"棒状肢体"。可以伴发马蹄内翻足、髋关节脱位、屈曲指等畸形。

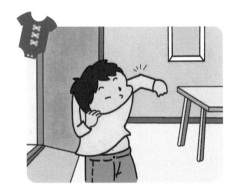

如果孩子刚出生就发现四肢关节僵硬、弯曲障碍，应警惕先天性多发性关节挛缩症。这时应尽早带孩子到儿童骨科医院就诊及治疗。尽管这种疾病随着年龄增长有逐渐缓解趋势，但家长切不可掉以轻心。及早进行石膏矫形，甚至手术治疗，对缓解病情、恢复关节活动都有良好的效果。

❹ 孩子的肩膀为什么会一高一低？

Q 大鼻子医生，我的孩子肩膀一高一低，走路时更是明显。他的肩膀也没有受过伤，这是怎么造成的呢？

 **大鼻子医生的解答**

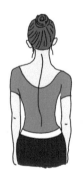

正常来说，孩子的肩膀不会出现一高一低的情况，如果发现孩子长期肩膀一高一低，需要考虑这几种情况：炎症或寰枢关节移位、先天性高肩胛症、先天性或特发性脊柱侧凸、姿势性高低肩。

其中炎症或关节移位所致的体态不均衡，在消除炎症和颈椎关节复位后，症状就会消失。先天性高肩胛症及先天性或特发性脊柱侧凸属于畸形，要尽早佩戴矫形支具或进行手术治疗。姿势性高低肩，重在预防，日常生活中注意纠正不良姿势。

❺ 孩子脚趾"连在一起"怎么办?

Q 大鼻子医生，我女儿的 3 个脚趾居然是并在一起的，看病时医生说这是并指（趾），又称"蹼状指（趾）"。我们想让她接受脚趾分离手术，她现在不到 1 岁，能够进行手术吗?

大鼻子医生的解答

并指（趾）是最常见的手部、足部先天性畸形，具体病因还不清楚。主要通过手术来分开并指（趾），使其外观和功能接近正常手指（脚趾），大部分孩子只需要一次手术，部分复杂并指（趾）需要接受多次手术。

一般手术重建在孩子 1 岁半后进行，学龄前儿童行手术矫正效果较好。在等待合适的手术年龄时，家长应该帮助孩子按摩指蹼，伸展指间皮肤，以利于后期手术。

仅有第 2 或第 3 指蹼间的并指（趾）畸形，而无其他畸形的患儿，手术至少应推迟到出生后 18 个月。如果不同大小的手指（脚趾）完

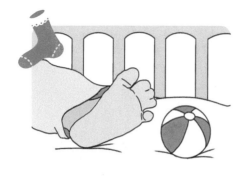

全受累，不管是简单还是复杂并指（趾），最好在 6 ～ 12 个月之内早期分离；当多指（趾）受累时，应首先松解边缘指（趾），6 个月后再松解其他并指（趾）。禁忌同时松解一指的桡侧和尺侧。

脚的功能主要是负重，且位置隐蔽，脚部的并趾很少影响脚的功能；只有在影响脚的外形美观时，才需要进行手术，其手术方法和手术时机的选择与手的并指相同。

❻ 孩子多了一根手指（脚趾）可以切除吗?

Q 大鼻子医生，我的孩子 2 岁了，她的手上多了一根手指，医生说这是"多指畸形"，他建议我们进行手术切除。孩子为什么会得这个病，2 岁的她现在适合进行手术吗？

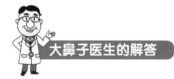

多指畸形是一种常见和引人注意的手部畸形，在亚洲人中最为常见。多指分为 3 种主要类型：桡侧多指——拇指重复（分叉拇指）；中央多

指——示指（食指）、中指或环指（无名指）重复；尺侧多指——小指重复。

分叉拇指几乎都适于手术矫正，不仅可以明显改善手部外形，还可以改善功能。一般在患儿18个月时手术重建，但尽可能不晚于5岁。手术后的并发症以晚期成角畸形和不稳定最常见，需要在患儿8～10岁时针对并发症再做关节融合手术。

尺侧多指根据重复的程度，分为三种类型：Ⅰ型，仅有软组织重复；Ⅱ型，包括骨组织在内的部分重复指；Ⅲ型，包括掌骨在内的指列完全重复。Ⅰ型的尺侧多指不宜根部结扎；Ⅱ型一般在患儿1岁左右通过椭圆形切口

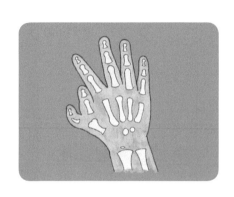

切除，可能会出现由残留的重复掌骨头引起的难看隆起的并发症；Ⅲ型的手术往往还要切除多余的掌骨及附属组织。

中央多指常伴有复杂的并指畸形，因此，单纯的多指只需要将极度发育不良的手指切除；中央多指并指则有切除多余指、并指重建或修整为三指手三种方法。

脚趾的多趾存在有疼痛感、影响外形美观、穿鞋困难等问题时建议手术切除。手术前应拍X光片，帮助医生明确是否有多余的跖骨与多趾构成关节，在切除多余脚趾的同时，将多余的跖骨一并切除，以降低穿鞋、走路带来的不适。

❼ 孩子少了一根手指怎么办?

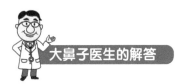

Q 大鼻子医生,我的女儿一出生就少了一根手指,看病时医生说这是"先天性手指缺如",请问她可以通过手术修复缺少的手指吗?

大鼻子医生的解答

先天性手指缺如属于先天性手部生长不足畸形,是指上肢发育不完全,即上肢全部或部分变小或缺如。先天性手部生长不足分为拇指发育不全、手和指发育不全两种类型。

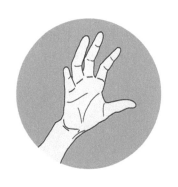

最严重的拇指发育不全类型是拇指缺如,此类型畸形患儿可通过示指(食指)再造拇指(即示指拇指化手术)改善手部功能和外形,再造拇指的时间根据儿童抓握功能的自然发展过程而定。因为抓握活动在儿童3个月大时就开始形成,再造拇指最好在6～12个月时进行,在手术前手有一定程度的生长。大龄儿童因其示指和中指间有较强的夹持能力,所以选择回缩术。

手指发育不全的类型包括单纯手指短缩、全手手指缺如(乳头指)和短掌，最常见的是单个指短缩，特别是小指短缩，但因为其功能影响小，手术后还会有僵直的风险，所以不需要手术治疗。

短掌畸形的患儿接受延长手术后可改善掌骨列的外观和增加抓握能力；掌骨短缩患儿可通过一次性截骨延长术来治疗。

手发育不全伴无功能指或仅存在一指的患儿，通过截骨及外固定装置延长短的指骨和掌骨，或加深指蹼手术，能在一定程度上改善手的外形和功能。

如果患儿的手指严重发育不全，可考虑采用足移植手术来改善手的功能。

❽ 孩子的手指（脚趾）像香蕉一样粗是病吗？

Q 大鼻子医生，孩子的右手明显比左手大，形状像香蕉，近期还愈发严重，无法写字，连拿筷子都困难。带他去医院看病，医生说这是巨指（趾），又称"香蕉指（趾）"。这种病会不会遗传，能治好吗？

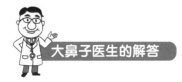

大鼻子医生的解答

巨指（趾），因为病变指（趾）增生变形后，外形像香蕉，又称"香蕉指（趾）"，是一种少见的先天性畸形；一般不会遗传。

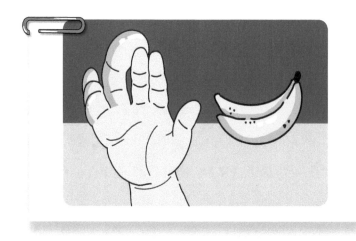

　　巨指（趾）分为 2 种类型：静止型和进展型。静止型巨指（趾）不会随儿童发育而增长；进展型巨指（趾）在婴儿期可能不会增粗，但在幼年开始迅速发展，常伴有手指的成角畸形。巨指（趾）大多单独存在，但有 10% 巨指（趾）伴有并指（趾）。而双侧手、足巨指（趾）同时出现的病例非常少见。

　　目前只有通过手术治疗才能控制巨指（趾）生长。当孩子的病变指（趾）出现增粗、成角、腕管综合征和灼性神经痛症状时，应该接受手术治疗。

　　进展型巨指（趾）手术随着儿童的生长发育，需要进行多次。主要是将过剩组织（包括手指增粗的指神经）切除。此外还可以通过巨指（趾）进行骨生长板阻滞手术来控制指骨的生长。只有当孩子的畸形特别严重时才会截除病变指（趾）。

　　巨指（趾）手术之后最常见的并发症是皮瓣坏死，儿童骨科医生会通过特殊方法或显微外科方法降低循环障碍的危险，从而减少皮瓣坏死的概率，家长不必过于担忧。

❾ 孩子的大拇指为什么总是伸不直？

Q 大鼻子医生，我发现孩子的大拇指总是伸不直，替他扳直没多久又会弯曲，活动度明显与其他手指不一样，带他去看医生，医生说是"先天性拇指扳机指"，又称"扳机指"。这种病一定要进行手术吗？

大鼻子医生的解答

大拇指伸不直的病例在儿童骨科称"先天性拇指扳机指"，即先天性屈拇长肌腱狭窄性腱鞘炎。"先天性拇指扳机指"是因为拇指的拇屈肌腱的腱鞘狭窄、变厚，使肌腱滑行在屈肌腱鞘中受到卡压引起的。这种病例最常见于拇指，有时其他手指也可以出现，约25%的患儿为双侧性。该病与遗传无关，典型特征是不伴其他畸形。

1岁以内的孩子出现此症状，有30%会自行消退；在1～2岁间出现症状的孩子，有12%会自行消退，家长可对其手指进行观察和使用轻柔手法治疗。需要强调的是，使用夹板固定治疗对该病无效。

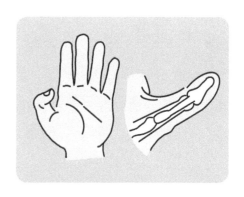

如果孩子大拇指伸不直的症状没有自行消退，须在 3 岁前接受手术治疗。通过切开过于狭窄的屈肌腱鞘使肌腱滑动不受限，从而使拇指外观和活动恢复正常，行此类手术后只有极小的概率会复发。

⑩ 孩子的手臂上像被箍了一根"松紧带"是怎么回事？

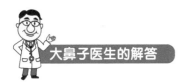

Q 大鼻子医生，我的孩子快 1 岁了，这一年来他的个头长了不少，体重增了，小脚丫也大了不少，就是右胳膊明显比左边胳膊小了一圈，而且右上臂可以看到一圈皮肤凹陷，像是箍了一根"松紧带"，医生检查后说宝宝得了"先天性环状束带"疾病，他为什么会得这个病？要如何治疗呢？

大鼻子医生的解答

先天性环状束带属于肢体软组织环形缺陷畸形，发病原因不明，可能与母亲孕期感染病毒，接触有害物质、放射线等不良因素有关。环状束带引起的皮沟可发生在四肢的任何部位，以手指、足趾、前臂与小腿最常见，偶可见于躯干。

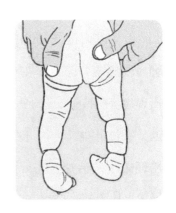

出现在孩子身体表面、比较浅显的不完全性环状束带，因为不影响肢体功能，所以不需要进行手术治疗，只需定期观察。较深的、完全性环状束带则需要在新生儿期进行手术治疗。手术通过切除凹陷皮沟，去除束带的环形压迫，改善肢体的血液循环，使肢体能够正常生长发育及改善外观。

⑪ 孩子的腿呈 "X" 型怎么处理？

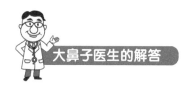

Q 大鼻子医生，我的儿子在一次体检中被发现是 "X" 型腿。因为他现在年龄小，我从他走路、跑步、骑自行车等方面进行姿势纠正，这样有用吗？

大鼻子医生的解答

医学上对 "X" 型腿的定义是：当小腿相对大腿有外翻成角度时称膝外翻，如果双下肢都有膝外翻时，下肢呈 "X" 型，故称 "X" 型腿。"X" 型腿分为生理性的和病理性的。正常儿童膝外翻均为生理性，踝间距小于 5 厘米。因为佝偻病、先天性多发性骨骺发育不良、外伤导致的股骨或胫骨外翻畸形、神经性疾患（如小儿麻痹症）等原因所致的 "X" 型腿，称为 "病理性膝外翻"。

生理性的 "X" 型腿不需要治疗，它会自然恢复正常，但需要定期去儿童医院骨科检查，以便排除其他病理性的问题。

佝偻病引起的"X"型腿首先要对佝偻病进行治疗，然后再进行骨骼畸形的支具矫形或手术矫形治疗。

先天性多发性骨骺发育不良引起的"X"型腿需要进行多次矫形手术，让肢体外观和功能得到改善。

外伤导致的股骨或胫骨外翻畸形、神经性疾患（如小儿麻痹症）引起的"X"型腿需要使用矫正鞋、矫正支架治疗，严重的需要手术治疗。

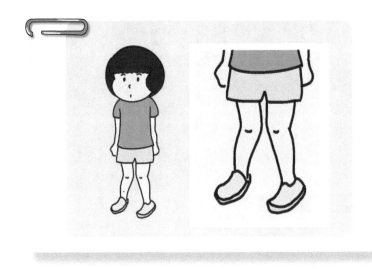

如果家长担心自己的孩子是"X"型腿，可以用该方法检查：先让孩子呈仰卧位，再把孩子双侧膝盖轻轻并拢，如两侧踝关节内侧不能靠拢，则是"X"型腿（膝外翻）。

⑫ 孩子走路姿势像"鸭子"摇摆怎么办？

Q 大鼻子医生，我 3 岁的大女儿和 1 岁的小女儿，走路一直不正常，走路一摇一摆，屁股向后翘，肚子向前挺，姿势像鸭子。去医院检查的结果是孩子缺钙，但吃了好几年钙片也不见成效；去了儿童医院的骨科检查才发现被诊断为双侧发育性髋关节脱位。医生提供的几种治疗方案、治疗花费相差巨大，这是为什么呢？

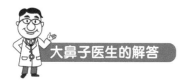

大鼻子医生的解答

四肢畸形分很多种，发育性髋关节异常中的髋关节脱位是其中一种，也是最常见的一种，是导致儿童肢体残疾的主要疾病之一。本病是由于胎儿性别、雌激素水平、宫内体位和产后因素等使股骨头脱离了正常的位置所致。由于其病变程度的不同，可分为 3 型：髋臼发育不良、髋关节半脱位和髋关节完全脱位。

新生儿和 6 个月内婴儿用 Pavlik 吊带（髋关节矫形吊带）治疗；6～12 个月内婴儿根据病情采用外展支架或石膏固定治疗，必要时采用内收长肌腱切断的小手术加闭合复位，石膏固定治疗。1～3岁的孩子根据病情采用闭合复位、矫形支具、石膏治疗，必要时还要采用软组织或者骨性手术治疗。

3岁以上的孩子绝大多数都要通过手术治疗。因此，为了降低患儿的痛苦、减轻父母的费用负担，家长应及早带着发育性髋关节异常的患儿就医。

本病在一定程度上可以进行预防和早发现。如孩子出生后不要用绷带或包布裹住孩子双腿，让孩子的双下肢处于自然的体位或者下肢自然分开外展的体位，使用加宽加厚尿片的体位。通过体格检查、B超和X光片三种方式检查确诊。

⑬ 孩子走路总是摔跤怎么办？

Q 大鼻子医生，我的儿子从1岁起到现在4岁，走路一直不稳，还经常容易摔跤，去当地几家医院检查过好几次，有的医生说是缺钙，有的医生说是小儿麻痹症，吃了很多药都没有一点好转，最后去到儿童医院才被确诊为"脑瘫"（脑性瘫痪），请问他为什么会得这种病，能治好吗？

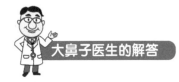

大鼻子医生的解答

你的孩子很可能是因为脑性瘫痪（简称脑瘫）导致的双下肢痉挛性

髋关节内收、马蹄内翻足畸形。脑性瘫痪是婴儿出生前至出生后1个月内的神经发育时期受到的非进行性的脑损害，又称静止性脑病；可能伴有智力低下、癫痫发作、流涎、行为异常等其他表现，是儿童致残的主要疾病之一。

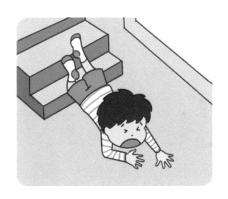

导致脑瘫的病因很多，主要有出生前、出生时、出生后三个时期的因素。孩子四肢和身体肌肉过度紧张或松弛、运动发育时间有明显落后、固定姿势异常如4个月手握拳还不能张开或拇指内收等；3～4个月的婴儿仍有身体扭转；3～4个月的婴儿有斜视等，应警惕孩子患脑瘫。此时应尽早去儿童医院脑瘫专科就诊，一般采用综合治疗方案治疗脑瘫，即针对运动障碍进行功能训练治疗和使用矫形器控制肢体畸形的同时，对可能合并的其他语言障碍、智力低下等进行治疗。孩子的脑组织具备一定的可塑性，通过早期各种方式的训练，可以部分恢复相应的功能。有些脑瘫较轻的孩子甚至可以恢复到与正常孩子没有明显差别的效果。

如果孩子在经过综合保守康复治疗以后，仍然有肢体的紧张性畸形和运动障碍时，需要进行手术调整肢体肌肉的紧张度，使肢体肌肉紧张度得到平衡，恢复正常运动。

由于脑瘫所需的治疗周期往往要延续到孩子成年阶段，且大部分治疗方法家长很容易学会，也较容易在家进行，所以家长只需要按照医生的指导规范治疗，按要求定期到医院复诊。

⑭ 为什么孩子的膝盖弯不了？

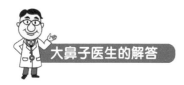

大鼻子医生，我的孩子刚满月时，家里人发现孩子左腿伸得笔直，膝盖总是无法和右腿一样弯曲，而且摸起来左膝盖有点僵硬，我们也没办法帮她弯曲膝盖。我们以为是自然现象，过段时间就会好，但现在都1个月了，孩子的情况也不见好转，带她去看医生，医生说造成膝盖弯不了的原因有很多，具体需要做一系列检查才能判断，请问大鼻子医生，这种情况病因有哪些？

大鼻子医生的解答

孩子出生后被发现膝关节不能弯曲，可能是关节内外的正常结构和功能发生了改变，主要有这几类病因：先天性多发性关节挛缩、先天性膝关节脱位、其他情况（创伤、感染）。先天性多发性关节挛缩需要早期治疗，

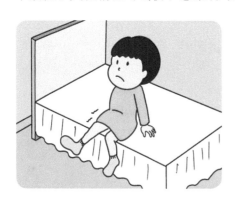

虽然治疗时间很长，但是随着年龄增长、活动增多，有一种逐渐好转的趋势。先天性膝关节脱位是一种较少见的先天性畸形，对于新生儿或1～2个月的婴儿可先行保守治疗，通常越早治疗的效果越好；保

守治疗失败则应选择手术治疗。

发现孩子有上述情况，应该尽早到专科医院就诊，及早明确诊断，予以相应治疗。切忌使用暴力在家对孩子进行自行检查，以免造成新的损伤。

⑮ 孩子身上长出的像"鸡蛋样的包块"是什么？

Q 大鼻子医生，最近给孩子洗澡时发现他四肢关节部位有许多坚硬得像"鸡蛋样的包块"，双手腕也偏向外面，我以为是他之前和小朋友打篮球时磕碰肿起来的，但孩子也不喊疼。我们带孩子去医院照X光片检查，医生说这种包块是"多发性骨软骨瘤病"，这种肿瘤会危及孩子生命吗？

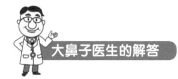

大鼻子医生的解答

多发性骨软骨瘤是一种罕见的常染色体显性遗传性良性疾病，往往家族中很多人发病，患儿一般身材矮小，肢体变形，长出许多包块，青春期后停止生长，有一定比例的恶变率。目前没有药物治疗方案，唯一治疗手段是手术治疗，孩子喊身上疼、肢体及关节变形、影响关节活动、影响美观，都可以进行手术。但多发性骨软骨瘤可以在任何骨骼上生长，手术无法完全切除，因此需要专业儿童骨科医生根据孩子不同情况确定治疗方案。

手术后应该在专业儿童骨科医院定期（一般6个月）复查，一直到青春期以后骨骼成熟，该病不再发展为止。

⓰ 孩子的手指细长得像"蜘蛛脚"是怎么回事？

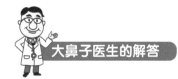

Q 大鼻子医生，我的孩子手指细长，很有弹钢琴的天赋，不过他最近的驼背情况越发严重了，我以为是他坐着练习钢琴的时间长了，养成了不好的坐姿。我都他纠正过一段时间，没起作用，于是带他去医院检查，医生说孩子患了"马方综合征"，手指细长和驼背都是这个病的症状，请问孩子为什么会得"马方综合征"？

大鼻子医生的解答

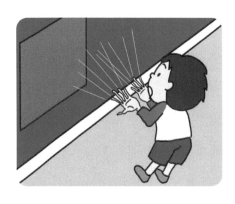

马方综合征属于一种先天性遗传性结缔组织疾病，为常染色体显性遗传，有家族史。病变主要累及骨骼、心脏、肌肉、韧带和结缔组织，骨骼畸形最常见。主要临床表现：体型瘦长，如长颈、长臂、长腿，尤以手指、脚趾更为明显。此病可通过产前筛查、孩子脊柱弯曲的年龄早发现、早治疗（因为 75% 的马方综合征患儿会出现脊柱侧弯，一般在 9 岁以前就发病，青春期快速发展，侧弯趋于僵硬）。因为马方综合征脊柱侧弯不仅会导致胸廓畸形，还会影响心肺功能，一旦确诊，就应根据实际情况接受手术。

⑰ 孩子关节随便磕碰就出血肿胀是什么病？

Q 大鼻子医生，我的孩子从小活泼好动，也免不了磕磕碰碰。上次回家身体上又多了许多因磕碰红肿的地方，特别是膝盖，肿起一个大包，我们每天给他擦万花油，也不见起效。现在肿胀地方的皮肤变成青紫色，孩子还时不时喊疼，这才带他去医院，结果医生说这是"血友病"，轻微地磕碰就会关节内出血，这种病还无法在短时间内治好。请问孩子为什么会得这种病？

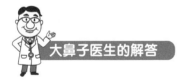

大鼻子医生的解答

血友病是一种伴性染色体遗传性凝血因子缺乏病。通过携带血友病遗传基因的女性遗传，所生男孩发病达半数。关节内出血是血友病最常见的临床症状，本病一般不主张手术治疗，用同位素放射治疗可取得良好的效

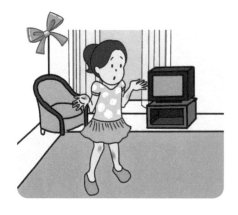

果。切忌采取关节穿刺等有创治疗。

如果孩子首次发作，稍微外伤即造成关节血肿或既往有牙龈出血倾向者，家长应高度重视，带孩子去儿童医院做进一步检查，明确病情早期治疗。

在学步时期被诊断为血友病的患儿，其家长应加强照护，减少患儿学步期间的跌伤。对被诊断为血友病的学龄儿，其家长应做好安全教育，叮嘱患儿避免与同学追逐打闹，进行体育运动时也要注意保护自己，避免跌倒受伤。

⓲ 孩子腰背部皮肤"长毛发"或"长坨"是什么病？

Q 大鼻子医生，我给孙子洗澡的时候发现他腰背正中间的皮肤上长了几根细细的毛发，毛发周围的皮肤摸起来软软的，也没有异常。看病时医生说我孙子的脊柱发育出了问题，就长了几根毛发，为什么会影响到他的脊柱生长发育呢？

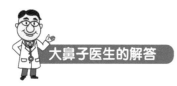

发现孩子腰背部皮肤"长毛发"或"长坨"时，应该警惕是否为脊椎

发育异常。须尽早到医院进行专科的检查，明确诊断。

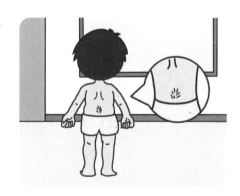

脊椎发育异常可表现为脊柱裂，即脊椎管背侧中线部位发生椎板闭锁不全或缺如，可发生于任何脊柱段，但以腰骶部最多，颈部次之，其他部位则更少。脊柱裂分为隐性脊柱裂和囊性脊柱裂两类。脊柱裂患儿在日常生活中应避免外伤，勿使下肢过早负荷过重，以免足畸形症状加重。

⑲ 孩子眼睛特别蓝，家长要警惕什么病？

Q 大鼻子医生，我的女儿长了双特别水灵的大眼睛，但她的眼睛巩膜和其他孩子不一样，是蓝色的，像外国人的眼睛。我们家族里没有国外的亲戚，为什么孩子眼睛巩膜会变成蓝色呢，该不会是遗传疾病吧？

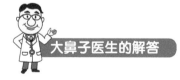

大鼻子医生的解答

发现眼睛特别蓝的孩子，家长应警惕"成骨不全"，成骨不全是一种因胶原代谢异常或缺陷引起的主要表现在中胚组织的疾病，已经证明它可以引起骨骼、皮肤、巩膜和牙齿的病变。需要尽早到儿童医院就诊治疗。

　　该病为遗传性疾病，先天性成骨不全的特点是出生后有多发骨折。另外，多数患儿多因轻微外伤后骨折前来就诊，其骨折可以发生于人生的任何时期，约 10% 的患儿出生时即有骨折。随年龄增长，患儿会逐渐丧失行走能力，尤其是下肢骨骼出现严重弯曲变形。因此在日常生活中，家长应特别注意孩子的活动情况，尽量避免骨折的发生，可遵医嘱使用双磷酸盐制剂，帮助患儿改善骨质强度，减少发生骨折的概率。对于已经骨折的患儿，不能按一般骨折的处理原则如钢板固定、外固定器固定等进行处理，可选择髓内固定。

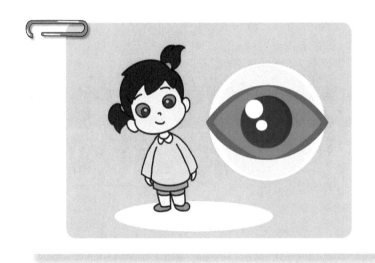

⑳ 孩子的脊椎骨为什么会长弯？

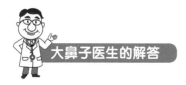

Q 大鼻子医生，我的女儿贝贝今年 2 岁了，平时很喜欢跳舞，一听音乐就手舞足蹈。我们打算送她去跳舞，但舞蹈老师一见贝贝就说她腰背部似乎长弯了，还让我们带着贝贝去医院检查，等去到医院，照了 X 光片果然发现贝贝脊柱长弯了，请问贝贝的脊柱为什么会长弯，对她以后的生活有影响吗？

大鼻子医生的解答

对于小于 3 岁的婴幼儿来说，孩子的脊椎骨长弯，要注意是否为先天性脊柱侧弯和婴幼儿特发性脊柱侧弯。前一种脊柱侧弯因为缺乏诊断知识和诊断手段，其病变常常被家长和医生忽视，直至畸形发展明显后，才被发现，因此早期发现和治疗特别重要。

婴幼儿特发性脊柱侧弯是体位姿势性畸形，一般小于 20° 的畸形可以消退而仅需观察，大于 20° 的畸形则需密切随访，如果畸形程度加重但并不大于 30° 则采用支具治疗，佩戴支具仍不能控制而超过 40° 的畸形可

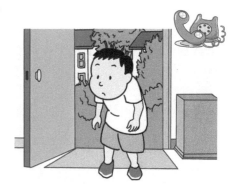

能需手术矫正。平常在生活中家长要注意纠正孩子的不良姿势，预防不良习惯导致脊柱侧弯等情况。

㉑ 孩子脚背特别高是病吗？

Q 大鼻子医生，我的女儿脚背比平常人的都要高一些，平时走路也看不出异样，也不喊疼。听别人说这样的脚是跳芭蕾的好料子，我们就打算送女儿去学芭蕾，但入学体检时，却被告知她的脚可能是"高弓足"，需要去儿童医院做进一步检查。女儿的脚并没有受过伤，这种情况为什么会出现呢，有什么好的治疗方法？

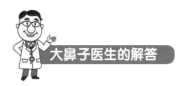

大鼻子医生的解答

儿童较为常见的脚部畸形之一就是高弓足，一般为神经肌肉性疾病引起的前足固定性跖屈，从而使足纵弓增高，有时合并足内翻的畸形。此病患儿穿鞋易磨损、步态缺乏弹性、容易跌倒、脚背较正常人明显增高，跖骨头处可见胼胝、疼痛，脚跟内翻，跟腱力减退。

高弓足的治疗，在不影响患儿负重、行走，同时对其第一跖骨加压高弓可见减轻时，可以使用软足弓，即在鞋内跖骨头处加1厘米的厚鞋垫，并在鞋底后外侧加厚 0.3 ～ 0.5 厘米，以减轻走路时后足出现内翻的倾向，减少压力的集中，跖筋膜牵伸使足弓改善。

对于 4 ～ 6 岁以上儿童的高弓足，需要进行骨性手术矫正畸形。

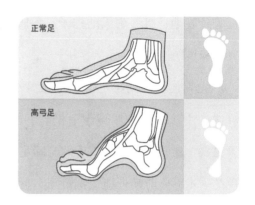

正常足

高弓足

㉒ 刚出生的孩子双脚就内翻可以手术吗？

Q 大鼻子医生，我的儿子 2 个月了，最近奶奶发现孩子的脚与别的孩子长得不一样，两脚向内翻。老人家着急了，说要用夹板捆绑治疗，这种方式肯定不可取，我们就带着孩子去医院检查，医生说孩子患了"先天性马蹄内翻足"，请问他为什么会得这种病，治疗后能和正常的脚一样吗？

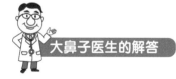

大鼻子医生的解答

先天性马蹄内翻足是一种常见的儿童骨科先天畸形，其发病的原因与骨骼、肌肉、神经及遗传等因素有关。因孩子出生后就可出现单脚或双脚马蹄内翻状畸形（即脚跟小、脚跟向内翻、脚的前半部分也内收内翻，出现脚背朝地、脚心朝天的样子，各脚趾头也向内侧偏斜），所以该病早期发现和早期治疗特别重要。

先天性马蹄内翻足的治疗在孩子出生后即可开始，保守治疗常采用轻柔的手法，让畸形脚逐渐松软，然后采用阶段性石膏矫形，每3～5天更换1次石膏，直至孩子的马蹄足基本矫正，在此基础上再进行一个简单的手术，此时畸形能完全矫正；再用石膏固定3周，石膏拆除后，给予全天足外展矫形支具固定3个月，之后改成夜间固定，直至4岁。

对于必须进行手术的患儿，应根据不同年龄、畸形程度而采用不同的手术方法矫正。一岁以上僵硬足畸形的患儿，可进行软组织松解的骨科手术治疗。僵硬型以手术治疗为主，术后石膏固定3个月，去掉石膏后，白天进行功能锻炼，夜间用支具保护1～2年，坚持随访直至术后3～5年，这是防止畸形复发的重要保证。若能坚持治疗，均能得到满意疗效。

5岁以上的孩子如马蹄内翻足复发或患僵硬型马蹄内翻足，可用伊利扎诺夫外固定矫形技术进行矫治，通过缓慢的矫形，能将马蹄内翻足畸形完全矫正，虽然要经历5～10个月的时间，但该方法创伤小，矫形效果良好。

最后，在儿童骨科医生指导下进行的术前手法按摩或阶段性矫形石膏固定也很重要。因为手法矫正或石膏矫形能使足部挛缩的肌腱、韧带、关节囊等软组织得到充分牵伸，距舟关节复位，马蹄足后内侧皮肤亦得到充分扩张，减少了术后畸形复发和切口皮肤坏死、感染的机会，同时也能减少因错误的或不正确的手法按摩或矫形石膏固定所形成的"摇椅底"畸形，而这种畸形的治疗比先天性马蹄内翻足畸形治疗更困难。

㉓ 平板脚对孩子生长发育有影响吗？

大鼻子医生，我的女儿婷婷最近开始学走路了，经常和邻居家的小孩一起玩。但她们同时站着，我却发现婷婷的脚板比邻居家孩子的脚板要平，邻居说这就是民间常说的"平板脚"，可以不用管。我不放心，带着婷婷去医院做了检查，结果被告知婷婷是扁平足，医生也说婷婷现在年龄小，病症程度轻，不需要特殊处理。但婷婷总是要长大的，以后该怎么办呢？

大鼻子医生的解答

扁平足俗称"平板脚"，其发病原因主要分为遗传因素、先天性骨畸形、脚部外伤或慢性劳损、脚部的肌肉或韧带的麻痹和痉挛。扁平足的孩子脚部外观早期无明显异常，但久站或步行时间过久会感到足部疲劳和疼痛，足底中心和足背可出现肿胀、压痛，局部皮肤发红，站立时足扁平、足外翻，休息后症状可自行缓解。严重者经较长时间的休息，症状也无明显的改善。

如孩子没有上述症状，可采取被动或主动牵伸小腿肌肉，缓解因

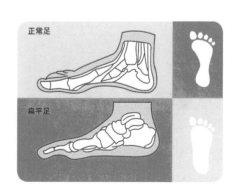

正常足

扁平足

肌肉痉挛所致的不适。若使用矫形鞋治疗，疗效不肯定。

对于采取矫形鞋等非手术疗法均无效，影响负重及行走，经足部 X 线检查有明显异常者，可进行手术治疗，效果良好。

㉔ 患有脑瘫的孩子也能通过外科矫形手术矫正下肢畸形，恢复行走吗？

Q 大鼻子医生，我的双胞胎女儿从小就无法正常站立、行走，但她们智力发育并没有问题。最近我得知儿童医院能够治疗这种疾病，于是带着两姐妹去医院检查，医生说姐妹俩患有"脑性瘫痪"，又叫"脑瘫"，由于没有及时干预和治疗，随着年龄增长，导致双髋、膝关节和足踝关节发生了挛缩畸形，导致她们不能正常行走，不过这种病可以通过手术治好。我们因为家庭经济困难，已经耽误了两个孩子的治疗，现在医生给了我们肯定的回复，我们一定会全力配合。只是孩子都被耽误这么久了，再进行手术没有问题吗？

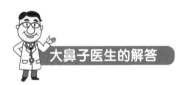

大鼻子医生的解答

脑性瘫痪是病灶位于脑组织，以姿势异常和运动障碍为主要表现的一种综合征，患儿除肢体畸形、关节挛缩、运动功能障碍之外，常常还伴有智力、语言、生活能力低下等多种障碍。孕妈妈在受孕初 3 个月，滥用药物、感染风疹病毒等都可导致孩子先天畸形或大脑发育异常，因此早期预防很重要。

脑瘫患儿 3 ～ 5 岁时即可进行手术，5 ～ 7 岁是手术最佳时间。髋内收畸形、马蹄内翻足畸形、膝屈曲畸形都应进行手术矫正。妈妈可在婴幼儿期观察孩子的行为特征，如孩子到了 6 个月时仍不会抬头；8 个月时仍不会翻身；9 个月时腿脚仍软绵绵；2 岁了仍整天口水不断；3 岁多了还不能独立走路；或者孩子没有上述症状，智力上也不比同龄的孩子差，但孩子走路姿势出现异常，如膝关节不能弯曲、腿变得僵硬、出现尖足走路，这些症状都提醒妈妈，孩子可能患有脑瘫或出现了轻度脑部受损表现，应及时去医院进行诊治。

患儿手术前应进行肌力测定。如果患儿下肢的髋关节、膝关节、踝关节、足等多个部位畸形，应分多次手术，不宜同时矫正。生活护理困难的患儿更应及早实施手术矫形。

脑瘫患儿手术后可做维持关节活动度、增加肌力和耐力、增强协调能力和平衡能力（训练行走步态）等功能训练。进行系统的康复训练也很重要，手术后必须定期去儿童骨科复查，必要时需配用矫形器，维持良好的肢体关节位置，防止畸形复发。

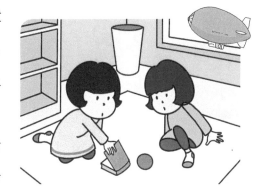

并不是所有脑瘫患儿都适合手术治疗。智力低下，难以配合

治疗及训练者；肌张力低下或有肌张力低下可能者；肌力弱，徒手检查肌力低于 3 级者；手足徐动及共济失调型脑瘫病儿；患儿合并扭转痉挛；严重的肢体固定挛缩畸形；脊柱畸形及脊柱稳定性不良者，都不宜手术治疗。

㉕ 儿童也会得腰椎间盘突出症吗？

Q 大鼻子医生，我的孩子和朋友一起玩滑板时，突然滑倒坐在地上，他也没有和我们说，但不久后，学校老师反映孩子课间时坐时站，还经常趴在桌子上。老师一问才知道，孩子双腿麻得厉害。我听了老师的描述后，带他到当地医院检查，医生说是孩子软组织损伤，并让他贴了几天膏药。然而，他腿麻的症状不但没好转，反而加重了，走 200 米就要蹲下歇一会儿。我又带他到省医院检查，磁共振检查提示，孩子腰部椎间盘突出较为严重，突出的椎间盘已经压迫到了周围神经，才出现了双腿麻木的症状。医生说现在已经太晚了，如果一摔倒就检查出椎间盘问题，孩子可能就不需要手术了。只是摔了一跤，就摔出了腰椎间盘突出，还需要手术治疗，请问大鼻子医生，腰椎间盘突出有这么严重吗？

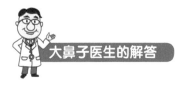

大鼻子医生的解答

孩子并不像人们说的那样没有腰，孩子不但有腰，而且容易出问题。

与成人相比，儿童的椎间关节较松弛，活动范围较大，而肌肉和韧带发育尚未成熟，所以在运动中如有动作不协调，就易发生关节失稳和扭伤，进而累及椎间盘。在突发外力作用下，椎间盘内的压力增大，可使髓核急骤后移而产生椎间盘突出。

孩子摔倒后，特别是跌倒屁股先着地时，如果出现疼痛和下肢麻木，应特别警惕脊椎骨折或腰椎间盘突出。

孩子如果确诊为腰椎间盘突出，应尽可能采取保守治疗为主的治疗方法。一般在急性期可卧硬板床休息2～3个星期，2～3个月内避免腰部过度负重或剧烈的体育活动。同时进行腰椎牵引、理疗等物理疗法，并配合中药熏洗等药物治疗。不宜推拿按摩，以免促使和加重髓核突出的危险。经过正规保守治疗至少3个月以上，如果效果仍不明显，可考虑选择行手术治疗。

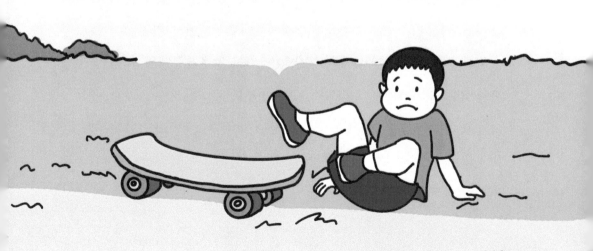

26 孩子身上皮肤多处出现"咖啡色斑块"，小腿上似乎还长了个"关节"，怎么办?

Q 　大鼻子医生，我的孩子一出生，全身就布满了大小不一的咖啡色斑块。更严重的是孩子左小腿弯曲变形，较右侧细小，似乎还多了一个关节，我们带着孩子去了好几家医院，最后才在儿童医院被确诊，医生说是"先天性胫骨假关节"，但我们听到了好几种治疗方案，有的医生建议3岁后再开始治疗，有的医生建议给予石膏固定保护，还有的医生建议尽快手术治疗。这到底是什么病，我们该怎么办?

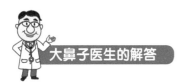

大鼻子医生的解答

　　先天性胫骨假关节是罕见的先天性畸形，被列为儿童骨科最大疑难症之一。尽管孩子一出生就会出现小腿的弯曲变形、患肢较健侧短，皮肤可见咖啡色素斑或神经纤维瘤结节的症状，继而发生胫骨或腓骨骨折，但只要早期发现，尽早治疗，就能提高患儿手术的成功率。

　　还未形成胫骨假关节的患儿，可在学步前以石膏托或石膏管型固定，定期更换，开始学步走路后以轻便支具保护，为日后患儿接受手术打下良好的基础。

已形成胫骨假关节的患儿，不论年龄大小，都应尽早手术治疗，目前较成功的手术方法有：假关节切除，经足踝髓内棒固定，自体骨移植，伊氏架外固定或假关节切除，带血管腓骨移植术。

目前的医学技术仍无法完全解决"先天性胫骨假关节"再骨折这一难题，因此术后足够的外固定保护时间、下地负重时适当的保护、定期随诊至骨骼成熟对防止再骨折至关重要。

最后，先天性胫骨假关节在早期尤其是胫骨弯曲病例应与"胫骨与纤维发育异常""脆骨病""佝偻病""骨折不愈合"等相区别。

㉗ 孩子甲状腺激素异常增多或减少怎么办？

Q 大鼻子医生，我的孩子最近越来越不听话，还很容易发脾气，有时没什么事也会突然哭起来。到医院检查，孩子的血里面甲状腺激素是正常儿童的好几倍，患了"儿童甲状腺功能亢进症"。医生告知：甲状腺激素异常增多或者减少都会引起疾病，需要引起重视。请问孩子甲状腺异常增多或减少该怎么办？

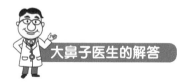

大鼻子医生的解答

正常人脖子前面的皮肤下面隐藏了一对甲状腺，它们能够分泌恰到好处的甲状腺激素，来准确地调节人体内的新陈代谢水平。甲状腺制造的激素、分量及它流入血液中的速度是由人体复杂的反馈系统所决定。如果这个反馈系统出了问题，甲状腺制造的激素异常增多或者减少时，各种毛病就会蜂拥而来。

甲状腺激素增多常见于甲状腺功能亢进症（简称甲亢）。儿童甲亢比较少见，任何年龄均可发病，发病高峰为 7 ～ 14 岁，3 岁以前很少发病。

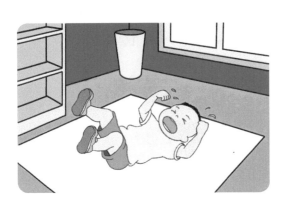

甲状腺分泌甲状腺素减少则会引起甲状腺功能低下症，表现为孩子生长发育落后，身材矮小和智力低下，医学上又称呆小病。婴儿早期因缺乏特殊症状不能引起其家人的注意，因此，早期诊断常被忽视，从而错过最佳诊疗时期，导致儿童体格和智力发育落后。如果婴儿一出生即发现此症或儿童发病后能得到及时治疗，那么孩子的生理和心理发育仍然可以正常发展。

如果孩子出现脖子增粗，饭量增加而体重却不增加，眼睛突出，或者出现不明原因的情绪变化，或者怀疑孩子生长发育落后，都应该带孩子去专业医院做进一步检查。切忌在未检查清楚的情况下给小孩服用药物或者偏方，导致加重上述症状。患有甲状腺功能亢进或者甲状腺功能低下的孕妇在孩子出生后 3 个月内，应每月带孩子到医院检查一次甲状腺激素水平。

28 孩子身材矮小需找哪些原因?

Q 大鼻子医生，我的孩子 11 岁了，身高只有 1.29 米，比同班同学矮一个头。虽然我们两口子个头不高，但我们平时很注意加强孩子的营养。孩子不长个，我很担心，去医院看病，不同的医生说法又不一样。请问孩子身材矮小需找哪些原因?

大鼻子医生的解答

影响儿童身高的原因很多，主要有内分泌和非内分泌两个方面。内分泌因素有脑垂体分泌生长激素不足或释放障碍，或对生长激素不敏感，从而引起儿童生长发育不正常，这称垂体侏儒症。另外，如特纳综合征、克汀病等，也可导致儿童身材矮小。非内分泌因素包括某些慢性疾病:肺结核、慢性肝病、糖尿病、血吸虫和严重钩虫感染等寄生虫病等，也可影响儿童生长发育。

儿童骨科中有一些导致身材矮小的疾病:软骨发育不全、干骺端发育不全、先天性髋内翻等，这些疾病通常要经过医生体检与 X 光片检查，才能得出诊断。

父母祖辈等遗传因素会影响孩子的身高;精神压抑会抑制生长激素分泌，影响儿童生长发育。

孩子身材矮小很可能与遗传有关，但仍应去内分泌专科和儿童骨科详细检查，明确原因。去医院看医生时，应该详细向医生叙述孩子是否患过什么慢性病，父母祖辈的身高等，医生会对孩子进行相关检查：生长激素水平，生长激素激发试验，腕、肘等关节拍片，以了解骨化中心有无发育迟缓等。只有找出原因，才能进行相应治疗。

　　如果身材矮小是特定疾病所引起，则必须针对原发病治疗。如果是垂体性，则是体内生长激素不足，可遵医嘱注射生长激素；如果与遗传有关，且骺骨未融合，也可注射生长激素，但是家长不要轻信增高广告，给孩子盲目进补，更不要盲目打生长激素，以免造成孩子早熟的不良后果。如果是因为精神压抑引起的，家长应多注重与孩子的沟通，多关心孩子，一旦精神压力解除，孩子会很快地恢复生长。

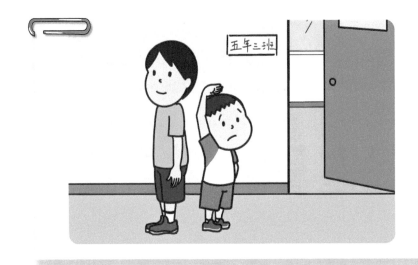

　　尽管影响孩子身高的遗传基因无法改变，但培养合理的饮食习惯，多参加体育锻炼，养成科学健康的生活方式，将有利于孩子的生长发育。

㉙ 孩子的身材异常高大是病吗?

Q 大鼻子医生, 我的孩子长个迅速, 14岁已经有1.90米, 我俩开始都非常高兴, 邻居同事也很羡慕。一天, 孩子对我说身体不舒服, 但因为说不清楚究竟哪里不舒服, 我就没当回事。不久, 孩子出现头痛等症状, 我们赶紧带他到儿童医院就诊, 结果被诊断为"脑垂体瘤"。请问"脑垂体瘤"是什么病? 有什么症状?

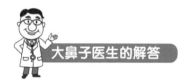

大鼻子医生的解答

由于生活条件改善, 很多孩子的身高都会超过上一辈人。如果孩子身高超过儿童标准身高第97百分位以上, 称身材异常高大。

身材高大主要原因是父母遗传, 加之营养、锻炼等, 但也不能排除病理性的因素, 如肿瘤、甲亢、内分泌失调、性早熟等疾病都有可能造成长得过高。肿瘤导致腺垂体产生过量生长激素, 从而使得生长过快和骨骼早熟, 并伴有头痛、视力障碍及其他神经系统疾病的发生。如果孩子出现以上情况, 应当到医院进行生长发育方面的相关检查, 如骨龄测定、生长激素水平检测等。如果发现问题, 及时治疗。

家长可通过身高对照表评价孩子的身高是否正常:

在表格中找到孩子对应的年龄（周岁）。找到年龄所对应的均值（第50百分位），均值即为同年龄、同性别孩子的平均标准身高。例如9岁女孩的平均身高为134.2厘米。关于百分位的理解：百分位是统计学的一个指标，对于身高标准表格中的百分位，家长可以理解为同年龄、同性别的孩子按照身高从低到高进行排队，第三百分位即是排在第三位，身高第三矮的孩子，依此类推。如果孩子身高在25～75百分位属于基本正常；身高在第3百分位以下，属于矮小症范畴；在第97百分位以上，属于身材异常高大。如果孩子身高不正常，且有身体不适，就必须赶紧带孩子到医院的儿童内分泌科进行系统的检查，查明原因，及时治疗。

女孩身高标准（厘米）					
年龄（岁）	第3百分位	第10百分位	第25百分位	第50百分位	第75百分位	第97百分位
3	89.7	92.2	95.4	98.5	102.0	108.5
4	95.5	98.0	101.3	104.6	107.9	114.2
5	100.5	104.0	107.1	110.7	114.2	121.0
6	104.0	108.1	111.2	115.0	119.0	126.0
7	112.5	115.8	119.3	123.1	126.9	134.1
8	117.5	121.0	124.5	128.5	132.6	140.8
9	122.5	126.2	130.0	134.2	138.6	147.4
10	127.7	131.5	135.6	140.3	145.3	154.6
11	132.7	137.2	141.8	146.9	152.0	160.5
12	138.3	143.3	147.9	152.3	156.7	164.3
13	144.2	148.2	152.0	156.1	160.0	167.0
14	147.2	150.9	154.2	158.0	161.6	168.5
15	148.5	152.0	155.0	158.6	162.4	169.2

女孩身高标准（厘米）					
年龄（岁）	第3百分位	第10百分位	第25百分位	第50百分位	第75百分位	第97百分位
16	149.1	152.3	155.6	159.3	163.1	170.0
17	149.0	152.4	155.7	159.4	163.4	170.8
18	149.0	152.2	155.4	159.0	163.0	169.8
19	149.1	152.5	155.7	159.3	163.2	170.0

男孩身高标准（厘米）					
年龄（岁）	第3百分位	第10百分位	第25百分位	第50百分位	第75百分位	第97百分位
3	90.9	93.7	96.5	99.8	103.0	109.9
4	97.0	100.0	102.7	106.0	109.1	115.7
5	101.4	105.0	108.4	112.0	115.8	122.9
6	105.2	109.1	112.5	116.5	120.2	127.8
7	113.4	116.7	120.2	124.2	128.0	135.7
8	118.9	122.1	125.6	129.8	133.7	141.3
9	123.0	126.8	130.3	134.3	138.6	146.6
10	128.0	131.7	135.5	139.6	144.1	152.4
11	131.8	136.3	140.2	145.0	149.8	159.4
12	136.3	140.8	145.3	151.0	157.1	168.3
13	142.3	147.8	153.3	159.9	165.8	174.7
14	149.0	154.5	160.0	165.3	170.1	178.4
15	155.8	160.2	164.3	168.6	173.0	181.4
16	159.0	162.8	166.5	170.6	174.8	182.8
17	160.4	163.8	167.5	171.2	175.5	183.4
18	159.9	163.5	167.4	171.2	175.5	183.3
19	160.1	163.5	167.2	171.3	175.3	182.0

30 孩子关节肿痛会是反应性膝关节炎吗?

Q 大鼻子医生，我的孩子最近由于天气变冷，出现了发热咳嗽的症状。我给孩子喂了些药，也没有好转，不得已去诊所打针，打了1个星期才好。可是这2天我发现孩子老是哭，左腿也不愿意站，仔细看左膝部比右边要肿胀，而且温度也高些。到医院去看病，医生仔细检查后说是"反应性膝关节炎"，得住院治疗。请问孩子关节肿痛会导致反应性膝关节炎吗?

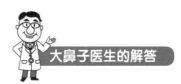 **大鼻子医生的解答**

反应性膝关节炎是指呼吸道、泌尿道、肠道等和身体相通的通道部位细菌或病毒感染之后，身体就产生了针对该细菌或病毒的抗体，而这个抗体随后也能与关节里的抗原起反应，引起局部的无菌性滑膜炎及关节积液。以膝、踝关节为多见。临床表现为关节肿胀疼痛。

反应性膝关节炎需要在排除风湿性关节炎、类风湿关节炎、化脓性关节炎等疾病后才能做出诊断。发病前，孩子有发热、咳嗽、尿频、尿急、眼睛分泌物多等症状，这些都有助于反应性膝关节炎的诊断。为预防反应性膝关节炎，孩子如出现关节肿痛，一定要尽早到正规医院就诊，以免贻误诊断和治疗。

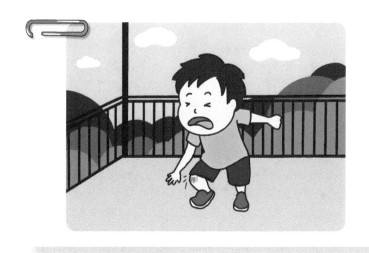

　　治疗药物包括抗生素及非甾体类镇痛药，可配合理疗等康复治疗。一般预后较好。但是有的病例病情可持续或反复发作 1 年以上，故治疗要彻底。

　　反应性膝关节炎患儿在家护理应注意：孩子发热后出现单关节肿痛，一定注意局部休息，加强治疗，控制感染，促进痊愈。急性期应卧床休息，对受累关节进行热敷可暂缓关节疼痛，热敷水温为 50℃～60℃，一般每天 1～2 次，每次 10～15 分钟。炎症消退 1～2 个星期后，有序进行关节被动活动，能有效减少肌肉的萎缩。注意关节局部皮肤保护，不要盲目用药外敷，以免加重局部感染。

㉛ 儿童的骨骼会得结核病吗？

Q 大鼻子医生，我的孩子胃口不怎么好，也不愿意活动，腰挺得很直，不愿意被人抱，每天夜里都哭吵不安，几个星期都没有好转。带孩子到医院检查，医生诊断为"腰椎结核"，需要住院治疗。我们只听说过肺结核，请问孩子的骨骼怎么会得结核病呢？

大鼻子医生的解答

骨结核是由结核分枝杆菌侵入骨骼或关节而引起的化脓性破坏性病变。骨结核是慢性病，发病多隐渐、缓慢。有一部分骨结核可以引起瘫痪，这是由于结核病变对脊椎骨的侵蚀。人体从颈椎、胸椎到腰椎都可以得结核。

骨结核好发于儿童和青年，病期很长，容易损坏孩子的骨骼生长板和关节，对生长发育影响很大，所造成的残疾也比较严重，因此必须重视骨结核的早期诊断和早期治疗。家中老人如有结核病史，应检查是否痊愈；如处于治疗期间，应避免接触儿童。

如果孩子睡醒后或夜间容易出汗、胃口不好、体重下降；出现不明原因的持续低热；晚上熟睡后惊醒，继之哭吵不安；关节肿胀、疼痛等情况，家长应警惕骨结核，需及时带孩子到医院就诊。

孩子被确诊为骨结核后，除加强营养及全身支持疗法外，还必须早期、联合使用抗结核药物治疗，必要时需采取手术治疗。

㉜ 孩子的骨髓也会发炎吗？

Q 大鼻子医生，我的孩子不小心磕破了右腿膝盖，伤口也不大，我给她涂了点紫药水后，孩子没有说有什么不舒服，也就没有在意了。过了一天孩子突然喊右大腿疼，碰都不能碰，一摸额头还发热。我赶紧带孩子去儿童医院，医生经过仔细检查，说小孩患了"急性化脓性骨髓炎"，请问孩子的骨髓也会发炎吗？

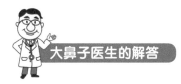

大鼻子医生的解答

骨髓炎一般是指骨骼及骨髓发生的化脓性感染。孩子患了骨髓炎时，受感染的地方会发生疼痛及严重触痛，尤其是感染处附近的关节弯曲时，受感染的地方会痛得特别厉害。孩子会不愿意移动手臂或腿，如果他的肢体移动或被触碰到了，可能会痛得尖叫。如果孩子受感染的部位是大腿骨，他就会很不愿意走动，偶尔走动会很明显地出现跛行。孩子除了疼痛之外还伴有高热症状，如果在 1 ～ 2 天之内仍未治疗，感染区的皮肤会变得红肿，并且一碰就痛。有时候细菌会扩散，并且在血液中繁殖，引起败血症。如果治疗不及时，细菌会"吃掉"相当大的一块骨头，甚至会扩散到邻近的关节内。如果发生这种情形，受影响的关节将变得永久僵硬或畸形。感染还会向皮肤扩散，穿透皮肤表面，引起流脓，经久不愈。

因此，孩子一旦出现发热、关节周围肿胀和疼痛等情况应及时到医院就诊，争取早诊断早治疗，以免病情恶化。

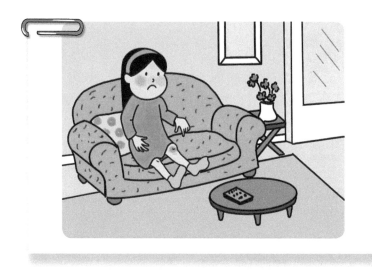

骨髓炎重在预防。孩子外伤时，应将其创口彻底清洗干净，然后敷上清洁的贴布，直到创口完全愈合。扁桃体炎反复发作的孩子，应积极预防和治疗，必要时考虑手术摘除，以免累及骨髓。家长平时应给孩子多食蔬菜水果，少用油剂润肤，以防止皮脂腺分泌物堆积或腺管阻塞。另外平时应经常保持室内空气流通，注意环境卫生和个人卫生，保持皮肤清洁；加强体育锻炼，增强身体素质，增强对疾病的抵抗力。

㉝ 孩子感冒后走路为什么一瘸一拐?

Q 大鼻子医生, 我的女儿最近感冒了, 这次感冒不只是咳嗽流鼻涕, 她还说腿疼, 不愿意下地走路。我们带她去医院看病的路上勉强走了几步, 但晃晃悠悠。医生说这个病是"儿童暂时性髋关节滑膜炎"。这个病严重吗? 需不需要手术治疗?

大鼻子医生的解答

儿童暂时性髋关节滑膜炎又称一过性(暂时性)髋关节滑膜炎。多见3 ~ 10岁的儿童, 其中以3岁的男孩子较常见, 大多数患儿发病突然。发病高峰为3 ~ 6岁, 右侧多于左侧, 双侧髋关节发病的占5%。发病原因可能与病毒感染、创伤、细菌感染及变态反应(过敏反应)有关。

孩子患暂时性髋关节滑膜炎不需要手术, 可遵医嘱服用少量抗生素

(不提倡使用肾上腺皮质激素)。患儿卧床休息1 ~ 2个星期, 症状消失后可逐渐恢复活动。不能因为孩子说躺床上不舒服而让他下地行动, 如果患病期间出现患肢屈曲畸形, 骨盆倾斜, 可在医

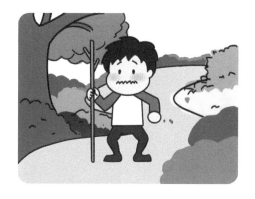

生指导下加用下肢皮肤牵引，多数 1 星期内可恢复正常。

患儿在发病 2 个星期、2 个月、6 个月应去医院复查。病程延长至 3～6 个月的患儿，要警惕"股骨头骨软骨病"。

㉞ 儿童感冒也能引起颈椎脱位吗？

Q 大鼻子医生，我的孙子睡了一个午觉起来，脖子就不能动了，他感冒才痊愈，我以为是他没有休息好，落枕了，但过了几天都不见好转，带着他去儿童医院检查，医生说孩子患的是"颈椎半脱位"，用医学临床上的话来说就是"寰枢椎旋转性移位"，医生说这种病必须住院治疗。孩子就是睡了一个午觉，怎么就得了这个病呢？

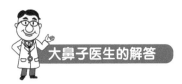
大鼻子医生的解答

寰枢椎旋转性移位是指寰椎与枢椎间的关节面失去正常的对合关系，又称寰枢椎半脱位，俗称颈椎半脱位。此病最常见的发病原因是上呼吸道感染如急性扁桃体炎、咽炎以及颈部感染，头颈部轻微外伤也会导致寰枢椎旋转性移位。

寰枢椎旋转性移位的治疗早期主要通过颏枕吊带牵引治疗，此治疗方法要求绝对卧床，呈平卧位，肩背部垫高保持颈部伸直位，防止头部前屈而致寰枢椎前移；牵引重量为体重的 1/8 ～ 1/10，医生会根据床旁 X 光片复查，了解患儿颈椎复位情况，及调整牵引重量和肩背部垫枕情况。一般 2 ～ 3 天可复位，维持牵引 1 ～ 2 个星期，部分患儿可自愈。症状不严重的患儿也可以通过颈围固定，症状严重的患儿则需头颈胸外支架或石膏固定 2 ～ 3 个月。

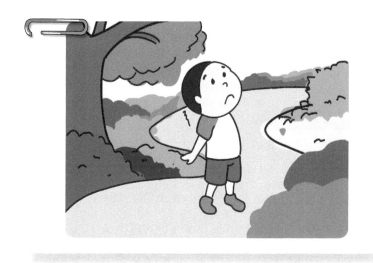

如果通过延长牵引时间仍不能复位者、经牵引复位又再移位者、牵引后神经症状仍存在或改善不明显者，应考虑手术治疗。

在治疗过程中如出现感染情况，需配合抗生素治疗，孩子在日常生活中应该加强体格锻炼，增强机体抵抗力，积极防治上呼吸道感染。

35 孩子出生后发现手臂和大腿肿胀是什么问题？

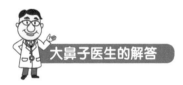

Q 大鼻子医生，我的孙子出生后1个月了，我给他洗澡时发现他的左胳膊和右腿都比另外一边粗一些，带着他到儿童医院看门诊，拍X光片后，医生确诊孩子是"左肱骨干和右股骨中段骨折"，医生说因为孩子出生体重较大，在分娩过程容易发生"骨折"。

大鼻子医生的解答

锁骨、股骨干、肱骨干是分娩过程中容易发生骨折的部位，引发骨折的原因有难产、巨大胎儿、臀位产、剖宫产。给孩子换尿布、穿脱衣裤或擦身洗澡移动某侧肢体时，患儿常有不明原因的突然啼哭，这是骨折断端移动而引起疼痛所致。新生儿骨折不但愈合快，而且塑形能力强。如果治疗及时，这种类型骨折不会遗留任何后遗症，家长不必过分担忧。

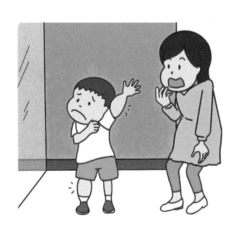

孩子出生后家长要仔细观察，如孩子生下来后不断啼哭、肢体粗

细不一或者局部肿胀，压之啼哭加重、孩子一侧肢体活动减少要考虑孩子骨折，立即去医院就诊。

家长要细心照料孩子，避免其他意外事故发生，如感冒、外伤等。尽可能母乳喂养，以增强孩子的抵抗力。

骨折的患儿要遵照医生嘱咐，定期复查 X 光片，观察骨折愈合情况，常规随访 2 年。

㊱ 儿童也会得"风湿性关节炎"吗?

Q 大鼻子医生，我的儿子身体状况一直不怎么好，经常感冒，每次扁桃体都会发炎。这不，天气一变又感冒了，天天说喉咙痛，好不容易治好了感冒，又说脚痛了，我仔细一看，右脚踝还有点肿。于是带孩子去儿童医院看病，医生给孩子的诊断是"风湿性关节炎"。从来都只听说过成人得风湿病，孩子也会患风湿性关节炎吗?

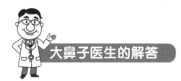

大鼻子医生的解答

风湿性关节炎是一种全身性疾病，每个患儿都会出现不同程度的关节病变。风湿性关节炎一般出现在成人身上，但如果生活、饮食等不注意，如疾病、环境、偏食等引起的营养失调和某种营养素的缺乏，儿童也易患风湿病。该病一般发生在感染扁桃体炎、咽喉炎后。

平时应该积极预防感冒，按天气变化来增减衣服，注意防潮、防湿，减少诱发因素的刺激。多给孩子补充富含蛋白质、维生素、钙、铁的食物。

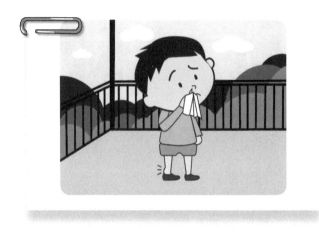

孩子出现关节疼，并有感冒、鼻塞、发热、出皮疹等症状时，要及时到医院去咨询及检查，预防风湿性关节炎的发生。

风湿性关节炎患儿除配合医生治疗外，还必须注意劳逸结合，如在急性发作期，应卧床休息。患儿可在短期内（2～3个星期）使用夹板制动，保持关节的功能位。平时要加强锻炼，保持关节的活动范围和肌肉力量，防止发生关节畸形和肌肉萎缩。风湿性关节炎在关节制动期内，要进行关节周围皮肤和肌肉的按摩，增进血液循环，防止肌肉萎缩。

曾经患过风湿热或风湿性心脏病的儿童，应在医生指导下坚持长时间的药物治疗，最重要的是积极预防和控制上呼吸道链球菌感染。

37 新生儿手臂不能活动应考虑什么情况？

Q 大鼻子医生，我的孩子出生1周时体积比同龄的几个小孩都大一圈，但孩子的左手动得比右手少些，从外观看上去没什么不同，我不放心，就带着孩子去儿童医院看病，经过医生的仔细检查，查出孩子患的是“左臂丛神经损伤”，医生建议我们尽早行康复治疗，请问这种病对孩子身体影响大吗？

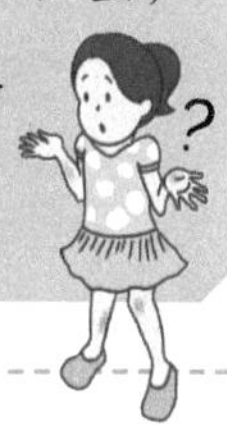

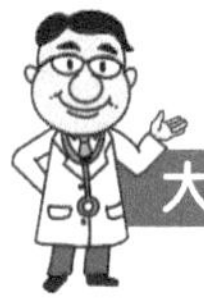

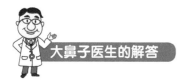

大鼻子医生的解答

臂丛神经是支配上肢的主要神经，造成新生儿臂丛神经损伤的主要原因是胎儿在分娩的过程中因难产或巨大胎儿等原因受牵拉或压迫而引起。触摸孩子一侧上肢，感觉“软绵绵”的应考虑为新生儿臂丛神经损伤。对新生儿臂丛神经损伤，治疗越早，瘢痕形成越少，并可刺激周围神经尽早恢复。

目前臂丛神经损伤主要的治疗方法有：神经营养药物的治疗，促进感觉功能的恢复，损伤的部位进行理疗，增强肌力的训练，患指进行功能锻炼等。如果经过3～6个月的保守治疗后，临床检查及肌电图检查患儿臂丛神经无明显恢复，可考虑手术治疗。

孩子受伤的肢体应避免烫伤、压伤或外伤，平时要经常进行肌肉的被动活动，如使肩外展、手臂后旋、腕部伸展运动（进行被动牵伸时动作应缓慢，范围应渐增大，切忌粗暴，以免引起新的损伤）。平卧时抬高患肢至较胸部稍高位置，有利于血液循环，或者用38℃～40℃温水进行热敷改善末梢循环，消除肿胀。

38 儿童骨折与成人骨折有什么不同？

Q 大鼻子医生，我的孩子在玩旱冰时，不小心摔了一跤，右肩部疼得厉害，抬不起来。我怀疑他骨折了，到医院就诊拍片后，医生说："孩子锁骨骨折有错位，但不用开刀，只要绑绷带就可以了。"我疑惑：孩子骨折错位了怎么不用开刀？请问儿童骨折和成人骨折有什么不同？

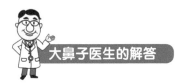
大鼻子医生的解答

儿童骨折和成人骨折有很大不同：儿童骨骼含有生长板，多数为软骨成分，容易损伤，损伤后可以产生肢体短缩和成角弯曲等；儿童骨外膜厚而有力，骨折后往往一侧骨膜保持连续性，粉碎性骨折与开放性骨折比成人要少，未完全断的骨膜有利于骨折复位；同时自然修复愈合能力很强，极少发生骨折不愈合现象。儿童骨骼还有很好的塑形能力，骨折后即使不

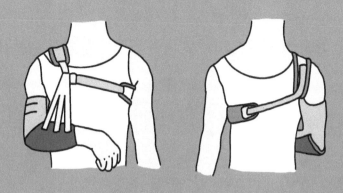

能完全复位，一定范围内也可以通过生长发育调整恢复，不会影响功能。

一般情况下，儿童骨折无须开刀手术，大部分可以通过保守复位治疗达到满意效果。儿童闭合复位和石膏固定是儿童骨折主要治疗方法。为了防止生长板损伤，儿童骨折通常不需要像成人一样使用坚硬的钢板等内固定，一般使用简单内固定，通常以克氏针、薄的钢板以及外固定器（如环形外固定器、组合式外固定器）为首选治疗器械。

如果儿童关节骨折，生长板损伤，则主张轻柔复位或手术复位。生长板是儿童骨骼最薄弱的部位，损伤后可能导致肢体缩短或成角畸形，也可能影响关节的完整性，产生创伤性关节炎。同时，反复复位的办法容易造成生长板过早闭合。

儿童骨折最佳复位时机通常在受伤后 1～2 小时，因为局部创伤反应轻，容易复位成功。或者用石膏托简单固定骨折部位 48～72 小时，待肿胀消退后，再进行复位也较容易成功。

39 儿童骨折为什么又叫"青枝骨折"，需要注意些什么？

Q 大鼻子医生，我的孩子活泼好动，经常磕磕碰碰，让人提心吊胆的，我同事的孩子也好动，不小心骨折了，医生诊断是"青枝骨折"。请问什么是"青枝骨折"？

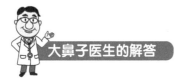

大鼻子医生的解答

青枝骨折是骨骼发育未成熟儿童特有的骨折类型。儿童骨骼呈多孔结构、胶原基质多、矿物质含量少，因此弹性大，遇到应力时，在骨折的张力侧有骨质断裂，而压力侧则发生塑形变形，加之骨外膜坚韧，就像青青的小树枝一样折而不断，医学上形象地称为"青枝骨折"。

青枝骨折的治疗一般不需要手术治疗。如果强行对孩子骨折进行手术治疗，则会将不完全断裂的骨折（青枝骨折）人为地造成完全骨折，且改变成角，加重损伤，对患儿的骨折愈合不利。

家长在孩子骨折后，应密切观察。孩子骨折后，一般会出现出血和肢体肿胀的现象，石膏固定会限制肢体肿胀，血管受压，影响血液回流，严重的可能造成肢体缺血坏死，这是骨折最严重的并发症。因此，家长需要观察肢体末端有没有苍白、发乌、肿胀、麻木、冰凉、脉搏减弱等情况，如有异常，应该及时到医院复查，可能需要消肿治疗。另外，石膏外固定可能造成皮肤瘙痒，出现这种情况怎么办？正确的方法是拍打瘙痒部位的石膏，靠皮肤振动达到止痒的目的，而不是用筷子等工具搔刮止痒，这样容易造成筷子断裂刺破皮肤。

及时复查也很重要。及时复查能了解骨折对位有没有移位，如有移位应及时处理。

⚫40 孩子骨折了家长应怎样急救?

Q 大鼻子医生，我的孩子不小心从梯子上摔下来，屁股坐在地上，不能动弹，腰痛得厉害。我抱起孩子就往医院送，医生检查后说：孩子腰椎骨折，脊髓损伤，很有可能下肢瘫痪，如果受伤当时能够用一块木板把孩子抬过来，兴许脊髓损伤不会有这么重。我没有医学常识害了孩子。请问孩子骨折了家长应该怎样急救?

大鼻子医生的解答

骨折急救的目的就是用最简单而有效的方法抢救生命、保护肢体、快速转送至医院，尽快得到妥善的治疗。如果孩子发生骨折，家长应根据具体的情况来施救：

首先，不是所有的骨折都需要看急诊。对于轻微外伤，可以观察一段时间，看看孩子不舒服的感觉是否会自行消除。唯一需要做的是抬高并固定好肢体。如果在 2～4 小时内，孩子感觉活动或走动时疼痛更加剧烈，父母应考虑带孩子去医院骨科就诊。

其次，显而易见的折断需要及时治疗。父母应立即拨打 120。不要移动孩子。如果可能，把孩子受伤的肢体用自制夹板固定住。夹板可用木片或折叠起来的报纸或杂志制成，放在受伤的肢体下面或侧面，用三角形绷带、皮带或领带缠住夹板和受伤的肢体。不要缠得太紧，以免阻碍血液循环。

再次，对有伤口的骨折儿童，应立即封闭伤口。最好用清洁、干净的布片、衣物覆盖伤口，再用布带包扎；包扎时，不宜过紧，也不宜过松。如果骨折暴露在皮肤外面，注意不要尝试将骨折端放回原处，应继续保持外露，以免将细菌带入伤口深部，引起深部感染。

而对于特殊部位的损伤则应做特殊处理：

一是脊椎外伤孩子的搬运应用木板或门板搬运。方法：先使孩子两下肢伸直，两上肢也伸直并放于身旁。木板放在孩子一侧，1～3 人扶躯干，

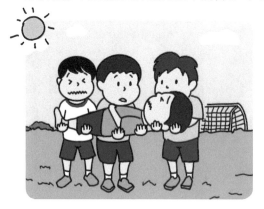

使其成一整体滚动移至木板上，或 3 人用手臂同时将孩子平托至木板上。注意不要使孩子的躯干扭转。切忌搂抱，或使用一人抬头、一人抬足的方法，同时禁用凉椅、藤椅之类的工具运送。

二是颈椎外伤孩子的搬运。要有专人托扶其头颈部，沿纵向轻轻牵拉，并使头颈部随躯干一同转动。禁止随意强行搬动头部。孩子躺在木板上时，可以用折好的衣物放在其颈部的两侧，减少颈部活动。

最严重的情况，如果孩子面色苍白、昏迷无反应，可能是头颅或腹部内脏损伤大出血，预示孩子生命垂危。这时家长应立即拨打120请求急救并说明孩子的情况。同时应该注意保暖，减少搬动，防止进一步损伤；或者将孩子头部轻度后仰，清除孩子嘴里的异物和血块，保证呼吸畅通。

㊶ 生长板骨折了怎么办？

Q 大鼻子医生，我的孩子在一次大腿骨折后，她的左腿渐渐向外面长，站着的时候两条腿的形状看起来就像"K"字一样，走路时间长了膝盖还痛。我带孩子到儿童骨科请医生检查，看了X光片后，医生说：孩子骨折时合并生长板骨折，现在有骨桥形成，造成骨骼长歪了，但通过手术可以矫正。请问生长板骨折是怎么回事？该怎么办？

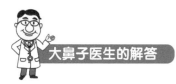
大鼻子医生的解答

生长板是骨骼长长、长粗的结构，医学上称骺板，位于长骨的两端。

人体长高长壮是通过介于干骺端与骨骺之间的生长板盘状结构，其细胞不断分化成为成熟的软骨细胞变性骨化而成。生长板的损伤容易造成肢体短缩和成角畸形，医学上称骺板早闭（即骨桥形成）。因为临近关节常常伴随关节损伤，容易造成创伤性关节炎等并发症。因此，医生在治疗时尽可能达到解剖复位，减少骺板早闭和恢复关节面平整。

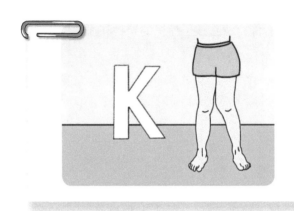

孩子如果骨折，家长怀疑生长板损伤应及时去正规专科医院治病。无论哪一类型的生长板损伤，均需要尽可能地实现解剖复位，并且稳定固定防止移位，同时减少内外固定可能引起的进一步损伤；如果孩子采取了手术复位，应观察手术后有没有并发症，一般来说需要一年左右时间，还应该定期（通常每3个月一次）复查X光片，并请专业儿童骨科医生会诊；如果出现骺板早闭，根据骨桥形成的范围和分型，可以采取骨桥切除手术恢复生长板的生长能力；如果骨桥切除不能达到预期效果，可以采取截骨矫形和肢体延长手术，力争减轻畸形，恢复功能，或采用半骨阻滞的方法控制生长，达到矫形目的。

对于关节损伤的孩子，应该尽量少使用受伤关节，如少剧烈活动等。

㊷ 孩子骨折了家长怎样判断有没有神经损伤？

Q 大鼻子医生，我的孩子从树上摔了下来，手臂变形了，赤脚医生给孩子正了骨，用草药外敷伤处，并且用杉树皮包起来。过了1个多月孩子的手臂不痛了，也没有变形，但是手指没有力气伸直了，写字、吃饭都成了问题。去县城医院看病，医生说：这是因为孩子骨折的时候伴随有桡神经损伤。请问孩子骨折了，家长怎样判断是否神经受损？

大鼻子医生的解答

　　神经损伤是儿童骨折的严重并发症之一，误诊、漏诊可能延误治疗，造成严重后果。判断孩子骨折后有没有神经损伤首先需要知道神经损伤的主要表现：活动障碍、感觉障碍。神经损伤多发生在肘部骨折处，主要有桡神经、尺神经和正中神经损伤。

　　孩子受伤后，家长在关注骨折的同时，应该观察孩子骨折肢体远端的自主活动情况：对于大年龄的儿童，家长可以通过询问骨折肢体有没有麻木，通过轻柔的触摸或者适当疼痛刺激，对比双侧肢体以了解患肢是否存在感觉异常，同时可以鼓励孩子主动活动骨折端肢体，了解是否存在运动障碍；对于年幼儿童不能配合检查、需要家人照护安抚的，等孩子平静后，再观察孩子肢体主动活动的情况，可以用棉签或其他非锐利物体刺激孩子肢体，观察孩子肢体是否有躲避刺激的动作；家长完全不能判断时，应该求助于医生及设备的检查。

㊸ 孩子骨折只用夹板和草药外敷治疗就可以吗？

Q 大鼻子医生，我的孩子右肘部骨折了，在医院诊断是"肱骨外髁骨折"。当时医生建议开刀治疗，我怕孩子受不了这个苦，正在犹豫的时候，一个朋友告诉我：小孩子骨折开刀要不得，只需用夹板和敷中草药就行了。我听信了这个朋友的话，给小孩敷草药治疗。1个月后，我发现孩子的肘关节还是不能活动，再次到医院来检查，照了片子后，医生说："骨折没有愈合，因时间太长了，手术治疗的成功率会比原来低很多。"我疑惑不解，请问孩子骨折了只用夹板和中草药敷不行吗？

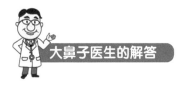

大鼻子医生的解答

虽然儿童骨折大多数为青枝骨折，完全移位和粉碎性骨折相对较少，儿童骨折自我修复塑形能力强，多数骨折也不需要达到完全解剖对位，内固定治疗也相对简单。但是这些并不是我们忽视儿童骨折治疗的理由。

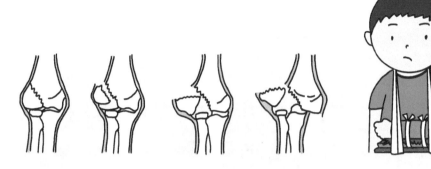

儿童生长板损伤和累及关节的骨折以及特殊部位骨折，如"股骨颈骨折"，同样需要严格解剖复位和内固定治疗。因为对儿童骨骼特征和儿童骨折治疗原则的不了解，一些成人骨科医生甚至非法行医人员往往会对患儿骨折的诊断误判和治疗失误。因此，孩子骨折以后首先应该到专业儿童骨科就诊，以减少误诊、漏诊的发生。由于儿童天性活泼好动，仅用夹板固定很难保证骨折不移位。儿童皮肤娇嫩，草药外敷往往造成皮肤破溃感染，甚至引起骨髓炎，造成难以弥补的灾难性后果，给孩子和家长带来永久性的创伤。

孩子骨折经专业医生检查建议必须解剖复位的，家长应听从医嘱尽可能给孩子做解剖复位，这样更有利于骨折愈合，减少畸形的发生。随着内、外固定器械工艺提高，手术技术的改进，儿童骨折后进行手术治疗可取得良好效果。

④④ 孩子骨折初期出现低热怎么办？

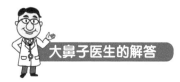

大鼻子医生，我的孩子小腿骨折了，上午从医院打了石膏回家，到晚上我发现孩子精神不太好，面色潮红，赶紧给孩子测体温为 37.8℃，发低热了。我非常着急：该不是孩子感染了吧？我给医生打了个电话求助。请问医生，孩子骨折初期出现低热怎么办？

大鼻子医生的解答

孩子骨折后，局部组织有渗液、渗血，经机体吸收后可能出现发热，医学上通常称"吸收热"，一般不超过 38.5℃，这是机体对骨折创伤的正常反应，正常情况下 1～2 天后会逐渐恢复正常，不需特殊治疗。

在孩子骨折后，家长需要关注孩子的体温，定时测量体温，观察体温

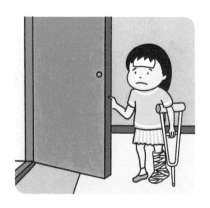

变化的情况。一般来说，未超过 38.5℃ 是不用担心的。如果孩子体温过高，应该怀疑是不是存在感染：骨折处有没有伤口红肿流脓；有没有流涕、咳嗽等病毒感染和细菌引起的呼吸道感染症状；有没有腹痛、腹泻和排尿次数增多、排尿时哭吵等消化

系统及泌尿系统感染症状。如果存在这些异常现象，应该去医院就诊治疗。

另外，如果孩子持续发热时间超过 3 天，则很有可能出现以下两种情况：一是孩子伤口处存在感染，二是骨折失血以后贫血引起发热。这时家长应该及时带孩子就医检查。

孩子发热后，其休息的房间需保持适宜的室温 22℃～27℃，湿度 60%；并开窗通风，促进空气流通；保持安静，避免噪声。用温水毛巾为孩子擦浴降温，及时换下孩子汗湿的衣物。

其饮食以低脂、低糖、高蛋白、高维生素、易消化的食物为宜。多给孩子饮水，通过排尿来降温。

㊺ 全身麻醉对儿童的记忆力和智力有影响吗？

Q 大鼻子医生，我的孩子顺利地做完了全身麻醉手术，回到病房 2 个多小时了，可他一句话也不说，大声喊他才勉强睁开眼睛看大家一眼，很快又睡着了。请问孩子是不是麻醉后变傻了？全身麻醉对儿童的记忆力和智力有影响吗？

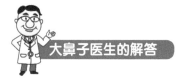

大鼻子医生的解答

全身麻醉的作用是阻断痛觉向大脑的传导，暂时抑制患儿的意识。在手术过程中，麻醉医生要根据手术需要，不断为接受手术的孩子追加麻醉药，这时，麻醉机可以显示各项生命指标，严密监测脑、心、肾等重要脏器的血液供应情况。如果发现有丝毫差异，麻醉医生都会及时纠正。

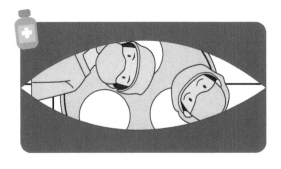

此外，麻醉是一个可逆的过程，随着麻醉药物的停用，体内的麻醉药物会被逐渐代谢消失，当孩子体内的麻醉药还没有彻底代谢完时，麻醉药的残余作用会让孩子昏昏欲睡，等过几个小时，孩子会慢慢醒来。因此，除非出现麻醉意外，全身麻醉对孩子的智力发育是不会产生不良影响的。

很多做手术的孩子需要做全身麻醉，家长顾虑最多就是麻醉会不会影响孩子的智力和记忆力。其实，笨或聪明与脑有关，脑细胞的活动必须有充足的氧气与能源，如果有呼吸和循环的障碍就会造成大脑的细胞缺氧。倘若脑细胞缺氧 5～8 分钟就会严重影响脑细胞的代谢，进而影响脑功能，甚至造成难以挽回的后果。

这样看来，麻醉会不会影响孩子的智力，首先要分析麻醉到底会不会引起脑部缺氧的情况发生。稍大一点的孩子能配合麻醉医生进行局部麻醉，这种麻醉只阻滞了神经纤维和神经干的传导，整个麻醉过程，孩子神志是清醒的。因此，不会对智力造成任何影响。全身麻醉是对婴幼儿及较大手术所进行的麻醉。所谓全身麻醉，就是麻醉医生通过给患儿注射或吸入麻醉药物，抑制大脑皮质，使患儿暂时失去知觉，在无痛觉安睡的情况下，完成各种手术。在全身麻醉的过程中，患儿可保留自主呼吸或由麻醉机控制呼吸，麻醉在各种仪器的监护下并由医生严密观察，使供氧得到保证。

一切生命指标（血压、心跳等）都在正常范围，不影响呼吸循环功能，不会引起脑缺氧。

有专家对孩子接受手术前后的智力进行测试对比，发现手术前后孩子的智商并无明显区别。接受麻醉后的孩子记忆力正常，学习成绩并无下降。所以，家长对全身麻醉的顾虑是完全不必要的。

㊻ 手术和麻醉前用药的目的是什么？

Q 大鼻子医生，我的孩子要做手术了，把摔断的骨头接起来。去手术室前，病房的护士说要给孩子打一针再去，我不明白：这是什么针呢？是治什么病的呢？请问手术和麻醉前都要用这种药吗？

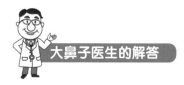
大鼻子医生的解答

麻醉前用药是指为增强麻醉效果，保障麻醉安全，在正式实施麻醉前的一定时间内常规应用一种或一种以上相关药物。

麻醉前用药能使患儿手术前保持镇静，减少紧张和恐惧心理，提高麻醉的安全性。防止有害反射，减少某些麻醉药的不良反应，如减轻麻醉过程中呼吸道分泌物的分泌，降低支气管痉挛的发生率，维持呼吸道通畅；

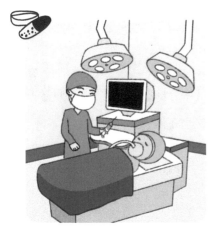

减少恶心、呕吐的发生，防止误吸造成窒息、缺氧。提高患儿对麻醉药的耐受性，预防局部麻醉中毒。缓解患儿的术前疼痛，增强麻醉效果，减少麻醉用量。适当降低基础代谢，减少耗氧量，达到麻醉安全平稳的效果。

目前常用的麻醉前用药有安定镇静药、催眠药、镇痛药、抗胆碱药、H2受体拮抗药。

47 孩子骨折手术常用的麻醉方法有哪些？

Q 大鼻子医生，我的孩子在沙发上蹦蹦跳跳时不小心摔下来，痛得哇哇大哭，当时右手就不能动了，慢慢地小手还肿了起来，把家里大人急坏了，赶紧将孩子抱到医院，一检查，发现右手臂骨折了，需要进行麻醉手术。请问医生：小孩子骨折手术一定要麻醉吗？小孩骨折手术一般都用什么麻醉方法呢？

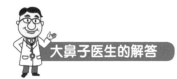

大鼻子医生的解答

小孩由于生理、心理均未成熟，语言沟通难，好哭易动，手术期间不易配合。为了使孩子能在安全、无痛、安静的情况下接受手术，需要施行麻醉。

儿童骨科手术常用的麻醉方法有局部麻醉、椎管内麻醉（即半身麻醉）和全身麻醉。麻醉方法的具体选择，需视患儿的病情、手术部位和时间而定。

对于清创缝合等门诊小手术，大多选用局部麻醉。局部麻醉手术安全简便，患儿清醒，手术结束后即可随家长回家。

对于先天性马蹄内翻足经皮跟腱切断术等短小手术则选用单纯静脉全身麻醉。单纯静脉全身麻醉对生理影响小，不需进行气管插管，避免了呼吸道的并发症。

对于头面部、躯干部及上肢的手术，气管插管的静吸复合全身麻醉是最佳的选择。由于头面部的手术会影响麻醉医生对患儿生命体征的观察，也会干扰对呼吸道的管理，因此无论手术时间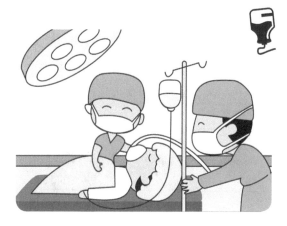长短，均需选择气管插管麻醉；由于躯干部及上肢的手术儿童难以合作，神经阻滞难以准确地判断效果，并发症也相对较多，因此静吸复合的气管插管麻醉成为最佳的麻醉选择。对于经验丰富的医生来说，也可以采用复合神经阻滞麻醉，减少麻醉药的用量，从而降低全身麻醉的并发症。

对于复杂的下肢手术，因为手术时间较长，一般会选择椎管内麻醉，同时辅以使患儿失去知觉的基础麻醉。椎管麻醉能使手术部位镇痛，肌肉松弛，从而有利于手术进行，同时，对患儿的生理影响相对也较小，孩子在手术期间始终保持清醒。对配合得较好的大年龄儿童来说，椎管内麻醉已是应用最广的麻醉方法了，但是对于不能合作的新生儿、婴幼儿，仍需辅以使患儿失去知觉的基础麻醉。基础麻醉用药量较少，也不会引起严重的生理紊乱。

㊽ 麻醉对孩子有哪些并发症与风险?

Q　大鼻子医生，孩子麻醉手术后第 2 天，我发现他有点咳嗽，而且好像喉咙有痰咳不出来的样子。我以为小强感冒了，问医生需不需要吃感冒药。医生给孩子仔细检查后说：孩子不是感冒，是因为全身麻醉时进行了气管插管，对呼吸道的黏膜有一定程度的刺激，所以会出现这些症状，没什么大问题，过两天自己就恢复了。做雾化吸入可以恢复得更快。请问孩子手术麻醉会引发哪些并发症？存在哪些风险？

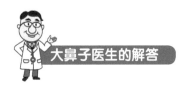

大鼻子医生的解答

给孩子手术实施麻醉是有一定风险的。

患儿可能对麻醉药过敏或发生中毒反应，严重时可危及生命。

手术前没有禁食或已禁食但胃内有滞留物的患儿，麻醉时胃内容物可能反流入气管内，造成呼吸道梗阻、喉头痉挛而危及生命。

为患儿进行气管插管时，可能造成牙齿脱落以及气管、口唇、舌、咽喉、声带损伤，严重时可能引起呼吸功能障碍。

为患儿进行椎管内麻醉时，可能发生血管、神经、脊髓等损伤，或引起椎管内血肿、头痛、肢体伤残、全脊髓麻醉截瘫、呼吸及心跳停止等。

为患儿进行神经阻滞麻醉时，可能引起血管、神经组织损伤。

麻醉可诱发或加重患儿原有疾病，引起脏器功能衰退。

麻醉和手术需要注射药物和施行各种穿刺，可能引起患儿血管栓塞、脉管炎、肢体坏死、血气胸等。

麻醉及手术时常需输液或输血，有些患儿可能出现输血或输液反应。

使用的各种仪器设备意外漏电时，会引起患儿电击伤及烧伤等。

需要提醒家长的是：所有的手术和麻醉都有一定的风险，这是由手术方式、患儿的身体状况等多种因素决定。但是，各种并发症的发生概率都非常低，医生会采取措施预防和避免危险的发生。目前麻醉前应做的检查、准备，基本的麻醉监测，麻醉恢复期的监测治疗都越来越完善。新的行业标准进一步增加了安全性。不断发展的医药技术使患儿的生命更加安全。

49 伤口愈合与营养支持有怎样的联系?

Q 大鼻子医生，我的孩子才做完手术，我就忙着给孩子补充营养，好让孩子快点恢复身体。我用老母鸡炖汤来给他喝，但是孩子胃口较差，不想吃，咨询医生，医生说:"做完手术后必须加强营养，并且是综合补充，不能光吃老母鸡，不然伤口可能愈合不好。"请问医生我该怎么给孩子补充营养才有利于身体康复?

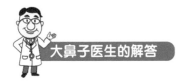

大鼻子医生的解答

　　伤口或切口愈合与机体营养状况关系密切。若创伤前营养不良，创伤后又不注意营养支持，则伤口难以达到良好的愈合效果。而且营养不良会导致免疫功能下降，容易继发伤口感染。伤口愈合是一个必须有蛋白质（氨基酸）、不饱和脂肪酸、碳水化合物、维生素及微量元素铁、铜、锌等营养素的综合补充才能完成的复杂过程。

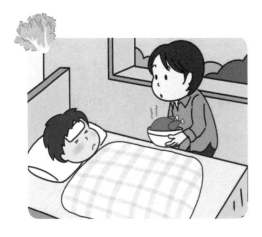

　　由于手术造成的创面出血、渗出、脓液形成、组织坏死等情况会造成蛋白质的大量损耗，因

此术后必须补充高蛋白、高糖膳食。根据伤口愈合需要，饮食中还应补充：富含胶原的猪皮或猪蹄类食物；富含铜的瘦肉、动物肝、水产、虾米、豆类、白菜、小麦、粗粮、杏仁、核桃等食物；富含锌的虾米、紫菜、猪肝、芝麻、黄豆、带鱼等食物；富含铁的动物肝、心、肾、全血、蛋黄、瘦肉类，鱼类为首选，绿叶菜、水果、海带、木耳、红糖等食物；富含钙的鱼松、虾皮、虾米、豆制品等食物；富含维生素 A 的植物性食物、动物性食物；富含维生素 C 的新鲜水果。

㊿ 儿童骨折 100 天能完全愈合吗？

Q 大鼻子医生，我的孩子右腿胫骨骨折已经 100 天了，拍的片子上显示还有一小块没长好。医生说："可以拆石膏了，但是还不能下地行走，在不负重的情况下进行功能训练。"我纳闷了，不是"伤筋动骨 100 天"吗？儿子的腿怎么还没有好呢？

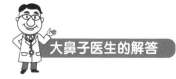

大鼻子医生的解答

所谓"伤筋动骨 100 天"其含义是机体受到外伤引起骨折，经过 100 天的治疗休养方可痊愈。这话是有一定的道理，但具体情况还要具体分析。

骨折愈合是一个连续的过程，在医学上分为3期。

第1期称血肿机化演进期：伤后6～8小时，骨折断端的血肿开始凝结成血块，经过一系列复杂的反应形成肉芽组织，进而演变转化为纤维结缔组织，使骨折断端连接在一起，称纤维连接，这一过程约在骨折后2周完成。

第2期称原始骨痂形成期：骨内膜和骨外膜的成骨细胞增生在骨折端内、外形成的骨样组织逐渐骨化，形成新骨，称膜内化骨；随新骨的不断增多，紧贴骨皮质内、外面逐渐向骨折端生长，彼此会合形成梭形，称内骨痂和外骨痂。两部分骨痂会合后，这些原始骨痂不断钙化而逐渐加强，当其足以抵抗肌收缩及成角、剪力和旋转力时，则骨折已达到临床愈合，一般需4～8周。此时X光片上可见骨折处四周有梭形骨痂阴影，但骨折线仍隐约可见。

第3期称骨痂改造塑型期：原始骨痂中新生骨小梁逐渐增加，且排列逐渐规则和致密，骨折断端的坏死骨经死骨清除和新骨形成的爬行替代而复活，骨折部位形成骨性连接，最终恢复骨的正常结构。这一过程一般需8～12周。

这样从骨折开始到骨性连接一般需要3个月左右的时间。所以说，"伤筋动骨100天"是有一定的道理的。

但是骨折愈合是一个受诸多因素影响的过程，如年龄、身体健康情况、骨折部位、骨折类型、软组织损伤程度、是否感染及治疗方法等都会对骨折愈合产生不同程度的影响：儿童股骨骨折1个月左右就基本愈合，老年人往往需要4个月后才能愈合；血液循环丰富部位骨折愈合快，血液循环供应差的部位就愈合慢；骨折对位不良、软组织损伤严重、骨折处有感染、固定不牢固、过早活动等，都能影响骨折的愈合速度；掌、指骨骨折，关节部位骨折，儿童骨折等可因活动过晚，造成关节僵化，功能障碍，甚至引起残疾；有些骨折未愈合，就勉强进行活动，不但不能促进骨折的愈合，反而会促使骨折迟缓愈合甚至骨不连。

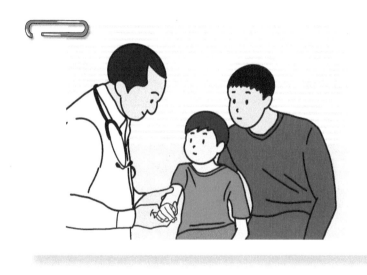

因此，骨折患儿要正确认识"伤筋动骨100天"这句话，不能盲目地听从。拆石膏前，最好先拍X光片检查。为了使骨折早日愈合，应遵照医生的指导进行合理的治疗，并进行相应的功能练习，才能达到良好的效果。

51 用石膏或夹板固定的患儿应怎样进行护理?

Q 大鼻子医生，我的孩子在游乐场玩耍时手臂受伤肿胀，带到医院检查，医生仔细看了受伤手臂照的 X 光片后说："这是肱骨髁上骨折，因为移位不严重，只需要在全身麻醉下，进行手法复位，然后给予屈肘 90 度石膏外固定，3～4 周后拆除，再进行适当的功能训练就可以了。"请问：这手臂打着石膏，以后活动是不是很麻烦？骨折后是不是一定得打石膏呢？又该怎样护理呢？

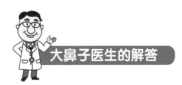

大鼻子医生的解答

儿童发生骨折后，家人不要在孩子面前互相责怪，而应该及时地治疗和补救。

骨折的治疗主要分为三部分：复位、固定和功能锻炼。儿童骨折以后，靠自身的调节能力就能够很快愈合，不需要特别补钙，也不需服用药物。儿童骨折易愈合、长得快，但前提条件是要有可靠的固定，最常用的是石膏固定。

孩子在用石膏固定时，要先促进石膏的干燥，夏天可暴露在空气中，不加覆盖，冬天可使用电灯、电吹风烘烤。

石膏未干前家长不要让孩子去按压石膏；用石膏固定的患肢不要放置

在硬物上，防止产生凹陷压迫皮肤。石膏干后，应防止石膏折断，石膏完全干固后，应按其凹凸的形状垫好软枕头。保持石膏清洁，防止被水、尿及粪便浸渍和污染。

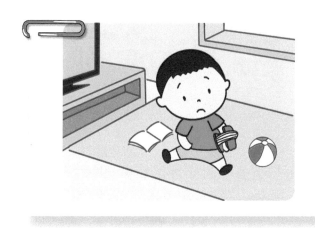

石膏固定后，应让孩子患肢高于心脏水平，这样有利于静脉及淋巴液回流，减轻肢体的肿胀。抬高患肢时，应托住主要关节，以防关节活动引起石膏断裂。

家长要注意观察肢端循环及神经功能，若患儿被固定的肢端有疼痛或跳痛、麻木，检查时发现肢端出现发绀、温度降低、肿胀等现象，则可能是血液循环障碍的征兆，应及时检查，必要时做减压处理或拆除石膏。

石膏内有局限性疼痛时，应及时开窗观察，并应经常检查石膏边缘及骨突处，防止压伤，必要时复查X光片，了解骨折情况。在骨折1周左右，骨折周围组织水肿减轻、消失，石膏会显得松一些，一般不影响骨折固定，无须特殊处理，但如果石膏过松，则应请医生更换石膏。

没有被石膏固定的关节应加强活动。即使是包裹在石膏里的肢体，也要遵照医嘱练习肌肉的收缩运动。

孩子骨折时，应加强营养，均衡饮食。骨折初期，安排清淡的、易消化的食物，如给孩子喝一些鱼汤、肉汤和蛋汤等。随着孩子病情的恢复，应适当增加富含蛋白质的食物，如瘦肉、鱼、蛋以及大豆制品等。矿物质和维生素对骨折的恢复也很重要，应鼓励孩子多吃一些含钙和维生素丰富的食物，如牛奶、大豆制品、新鲜蔬菜和水果等。

52 骨折手术后需要多长时间才能拆除钢板？

Q 大鼻子医生，我的孩子因车祸导致左大腿骨折，在医院做了手术，医生给他的大腿骨打了钢板固定，现在伤口基本上愈合了，我想把他接回家康复治疗，但是具体什么时候到医院拆钢板呢？医生说：孩子的钢板至少要固定半年至1年后再取出。请问是不是所有的骨折固定物都需要这么久才能取呢？

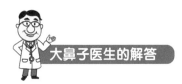
大鼻子医生的解答

骨折的固定可分为外固定和内固定两种。外固定指的是使用石膏、夹板支具等在体外达到固定目的的方法。内固定指的是通过骨科手术在骨折复位后用金属（如钢板）或生物材料维持骨折对位和稳定的技术。骨折固定物的拆除时间应根据固定方式、材料、患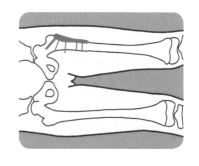
儿情况的不同而不同。原则上宁可适当推
迟，也不要提前。未达到愈合标准，早期
取出固定物容易发生再骨折。具体什么时
间拆除，应由医生根据检查结果来确定。

一般来说，在骨折初步愈合（一般 4～6 周）后可拆除外固定。

如果实施的是内固定治疗，不一定要将内固定物取出，因为随着科技
的进步，制造内固定器材的金属，都经过反复测试选择，对人体安全无毒，
相容性良好，患儿很难感受到它们的存在。它们既不会引起疼痛，也不会
有特别的不适，有的人可以终身带着它们。但它们毕竟与机体有生命的组
织不同，终究是一种异物，长期留在体内，可能引起不良反应。大部分患儿，
特别是年轻患儿还是需要取出内固定的。这也就是说患儿出院后经过一段
时间的恢复，还需要再次回到医院接受手术，取出内固定。

如果骨折已经完全愈合，不再需要内固定的支撑作用了，同时骨折邻
近关节的活动已获得最大限度的恢复，不会因为取出内固定的手术而影响
功能练习，这时就可取出内固定了。国外专家建议取出内固定器材的时间
分别为：胫骨 1 年，股骨 2 年，前臂骨及肱骨 1.5～2 年。个别手术风险大，
或高龄患儿，也可暂不拆除，长期观察。但这也不是绝对的，在儿童骨折
如肱骨髁上骨折，愈合较快，一般术后 4～5 个月就可以取出内固定。在
某些特殊情况下，如骨折处发生感染，即使骨折处未愈合也需取出内固定，
因为创口一旦感染，内固定物就成为异物，会导致创口不愈合。

53 孩子骨折后常会并发哪些疾病?

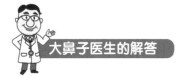

Q 大鼻子医生，我的孩子被车撞了，在医院抢救，医生将孩子左大腿用绑带固定后用绳子牵拉着，还给孩子打吊针输液、抽血化验、心电监测、心电图检查等。医生说孩子左大腿骨中段骨折，左手手臂尺桡骨骨折，伤得很严重。请问孩子这么严重的骨折会不会引起其他什么疾病?

大鼻子医生的解答

　　儿童骨折并发症从种类和发生率来看，都明显比成人低，一般可分为早期和晚期两大类。常见的早期并发症包括感染、休克、血管损伤、骨筋膜室综合征、脂肪栓塞综合征等。晚期并发症包括神经损伤、骨折畸形愈合。

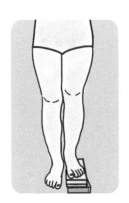

　　针对早期并发症，应密切观察患儿神志、呼吸、血压、末梢循环状态、脉搏、尿量、中心静脉压、血氧饱和度等情况。对进行牵引、石膏或夹板外固定治疗的患儿一定要注意肢体变化情况。及早做出诊断，及时正确处理。

　　晚期并发症中的神经损伤应适当观察 3 ～ 6 个月，如无恢复现象，则应手术探查，对粘连及卡压要进行彻底松解。

骨折畸形愈合最常见于肱骨髁上骨折、孟氏骨折、前臂骨折等。

肱骨髁上骨折肘内翻畸形如持续 6 个月至 1 年以上并产生某些功能或外观上的问题，可考虑实施截骨矫形手术。

孟氏骨折一般采取重建手术治疗。

前臂骨折时愈合晚期实施截骨矫形，但有一定的困难。

54 孩子骨折愈合后，骨折部位变形了怎么办？

Q 大鼻子医生，我的孩子在一次玩耍中不慎摔倒，造成右肘关节损伤，我带他到附近一家医院拍片后诊断为"右肱骨外髁骨折"，移位并不明显，接诊的医生未做进一步诊治，简单地用石膏固定后让孩子回家了。半年后，我发现孩子的肘关节严重变形，呈极度外翻畸形，严重影响了肘关节功能及美观。请问孩子骨折愈合后，骨折部位变形了怎么办？

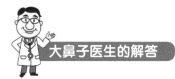

大鼻子医生的解答

骨折错位愈合造成肢体的功能障碍与外观的明显畸形，称骨折畸形愈合。

骨折畸形愈合对功能无影响或影响不大者（如锁骨骨折、腓骨上段骨折等）一般不需治疗。

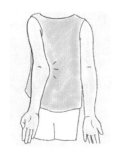

如成角畸形，成角超过 15 度者，上肢病例应根据功能障碍的程度决定是否需要手术，下肢病例则应及早矫正，多需行截骨术。

旋转畸形，超过 15 度时可酌情进行手术。

短缩畸形，下肢短缩程度较轻者可穿矫形鞋，严重病例应行肢体延长手术。

关节内骨折，应尽早治疗，除轻症病例可通过关节镜施术外，多需切开关节行修整或重建术。

脊柱骨折畸形愈合的轻症患儿只需进行功能锻炼，重症者则需行脊柱融合术。

55 孩子骨折后固定期间怎样进行功能锻炼？

Q 大鼻子医生，我的孩子胫骨骨折的腿上打着石膏，医生说要 3～4 周后拆除，在这期间还要进行功能锻炼。请问孩子骨折石膏固定了还能动吗？如果要锻炼又要怎样锻炼呢？

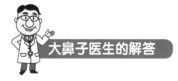

大鼻子医生的解答

儿童功能锻炼应结合骨折类型和孩子体质，采用不同的功能锻炼方法。一切锻炼均应在医务人员指导下进行，不应由患儿随意进行，以免影响治疗效果。

儿童功能锻炼一定要循序渐进。根据骨折部位和程度，活动范围应由小到大，次数由少到多，力量由弱到强，不能操之过急，不能让患儿感到疲劳和骨折部位发生疼痛。

儿童功能锻炼应以患儿主动活动为主，不应由他人用力扳推，或做被动的屈伸、扭转等动作，以免增加患儿的痛苦，影响骨折愈合。

一般来说，在骨折复位固定后4～5天，即可开始功能锻炼。功能锻炼可分全身功能锻炼和局部功能锻炼，应注意全身功能锻炼与局部功能锻炼相结合。

全身功能锻炼可做一般保健操形式的全身运动：

仰卧，两手握拳，轮流向上做击拳动作。

仰卧，肘部用力支撑，向上挺胸，使腰背部离开床面。

仰卧，轮流屈曲膝关节。

仰卧，两下肢屈曲，以肩颈部支撑，将臀背部抬离床面。

仰卧，两臂伸直上举，收缩腹肌使上身坐起，同时两臂呈前平举。

仰卧，两下肢伸直，两臂伸直置身边，将臀部用力向上抬起，使身体呈拱桥状。

侧卧，一腿伸直向上做外展动作。

两臂伸开，呈"十"字状仰卧。转动身体以一手掌击另一手掌。

局部功能锻炼要求伤肢的近端或远端未被固定的关节进行主动运动：

股骨骨折：仰卧，健肢屈曲，手握吊环或横杆，上肢用力，将上身抬起，患肢不离床面。仰卧，患肢伸直，踝关节做屈伸活动。

胫腓骨骨折：仰卧，患肢伸直，腿下垫一薄枕，反复将患肢向上抬起、放下。

肘关节附近骨折：弓箭步，患侧肩关节上举、外展、后伸，做各方向的活动。

手腕处骨折：站立或坐，患肢肘关节屈曲约90度，做前臂左右旋转、握拳、对指活动。

当骨折复位基本稳定后，可做被固定部分的肌肉静止性收缩，如膝关节被固定时应做股四头肌（大腿前面的肌肉）的静止收缩，使之带动髌骨活动，这样有助于预防膝关节功能障碍。此外，在固定部位的上下端做些轻柔的按摩，可促进血液循环和加速瘀胀消退。

56 孩子骨折外固定拆除后关节僵硬怎样进行功能锻炼？

Q 大鼻子医生，我的孩子左小腿骨骨折了，打了石膏固定。本来是1个月后要到医院复查的，由于没有时间带她去医院，所以石膏打了2个月才到医院照X光片，医生说骨头长好了，可以拆石膏了。石膏终于拆除了，一家人都挺开心的，可是孩子的膝关节却动不了，这是怎么回事？该怎么办呢？

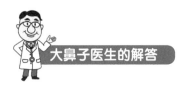
大鼻子医生的解答

关节僵硬是孩子骨折常见的并发症，主要是因为关节内外发生纤维性粘连，关节囊及周围肌肉挛缩。主要表现为关节伸屈活动障碍，俗称"伸不直了"或"弯不了了"。

孩子骨折术后避免肌肉萎缩和关节僵硬的方法，就是要在医生的指导下进行循序渐进的功能锻炼。上肢骨骼损伤在骨愈合后即可开始功能锻炼，下肢损伤则先求关节功能恢复，再行负重训练。

孩子功能锻炼也可以居家进行：

膝关节僵硬锻炼：可以用一圆筒（如矿泉水瓶）放在地上，人正坐在凳子上，脚掌放在圆筒上做来回运动，可以有效防止膝关节僵硬粘连。

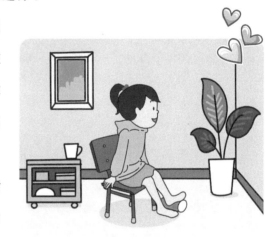

肘关节僵硬锻炼：做肘部伸屈活动、握拳、腕部背伸掌屈练习等。

肩关节僵硬锻炼：做蝎子爬墙、手拉滑轮、吊单杠以及肩关节内收、前屈、外展、高举和后伸等各方面的运动。

注意孩子在做功能锻炼时不可采取强迫式锻炼，应该循序渐进，量力而行，否则会适得其反，造成新的创伤。

孩子功能锻炼还可以配合药物熏洗、理疗等治疗方法。药物治疗就是在医生指导下外敷中草药膏，使血液淋巴回流通畅，解除粘连僵硬症状。理疗就是遵医嘱热敷、磁疗等，也能对肢体僵硬的恢复起到一定的作用。

57 哪些骨折孩子可以在家里进行康复治疗？

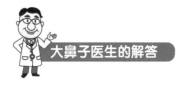

Q 大鼻子医生，我的孩子不小心摔伤了肘关节，医生给他手法复位后进行了石膏固定，说以后的康复治疗可以在家里完成，并嘱咐6周后来医院复查拆石膏。请问怎样在家里做康复治疗呢？哪些骨折可以在家进行康复治疗？

大鼻子医生的解答

孩子骨折后必须先到医院根据骨折的具体情况由医生进行整复、固定和治疗。孩子骨折的治疗视情形，遵医嘱，大部分可以在家里疗养康复。如锁骨骨折、部分无移位的肋骨骨折、青枝骨折等无须手术治疗，一般只需石膏或绷带固定1个月左右即可治愈，无须住院，在家便可做康复治疗。还有四肢长骨骨折视具体情况由医生选择治疗方式，在医院基本康复后，

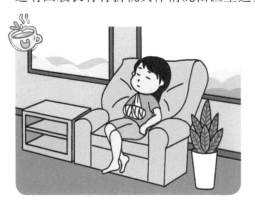

可回家康复治疗。

孩子骨折在家里做康复治疗时，如果出现特殊情况：意外再伤、疼痛加剧、表皮溃烂、手指或足趾末端颜色发紫等，就要及时到医院复查。一般情况下，2周后

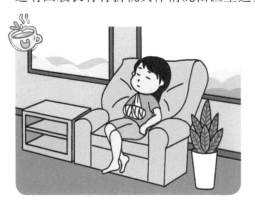

复查 1 次，用 X 线观察骨折断端的对位是否有变化。再次复查的日期或解除固定物的时间遵医嘱。

🔢58 在家中康复的骨折患儿需要特别关注哪些问题？

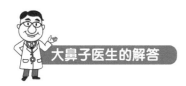

Q 大鼻子医生，我的孩子在公园玩耍时，不小心从围栏上摔下来，前臂骨折了，医院医生诊断"右尺桡骨骨折"，打了石膏固定，并住了 1 个星期的院。医生说以后几个星期可以在家里做康复治疗。请问家庭康复治疗需要特别关注哪些问题呢？

大鼻子医生的解答

骨折治疗后，大多数患儿只需复位后进行石膏或小夹板外固定，回家调养即可逐渐痊愈。患儿在家休养时应注意防止骨折的并发症，合理饮食，并在不影响固定的前提下尽早开展功能锻炼。

注意休息：儿童骨折，即使是上肢骨折，也应卧床休息 3 ～ 7 天，以利骨折的固定和康复。

注意观察：石膏固定后，家长要密切观察患儿远端肢体温度和感觉是否正常，肤色是否红润，能否做伸屈活动。如发现肢体肿胀、发凉，甚至苍白、麻木和不能活动，都应马上送医院复查，必要时由医院拆开石膏检查。患儿在改变体位，肿胀消退后应注意肢体位置，以防止固定变松而引起错位。固定 2 个星期后应拍片检查，了解固定情况，以便及时处理。

　　加强营养：骨折患儿主要应补充蛋白质、维生素和矿物质。骨折初期，患儿胃口较差，饮食宜清淡有味、容易消化，以刺激食欲。可多喝一些鱼汤、肉汤和蛋汤等。以后根据患儿的食欲，适当增加富含蛋白质和维生素、矿物质的食物。

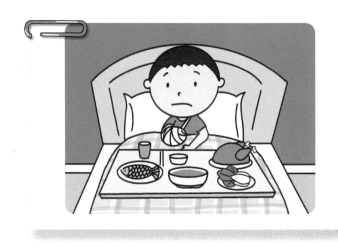

　　注意保护好石膏：石膏固定后严防折断、脱落和受潮。肢体骨折可用枕头和毛巾等抬高患肢，高度可稍超过平卧时心脏的水平位置，以利静脉血液的回流，减少患部肿胀、疼痛，促使骨折愈合。

　　被固定的患肢，早期可进行肌肉等长收缩活动，等长收缩活动既可预防肌肉萎缩、增强肌力，又能使骨折端紧密接触，促进骨折愈合。

㊾ 如何安置骨折患儿家庭病床？

Q 大鼻子医生，我的孩子不小心摔断了小腿骨，皮肤还破了个大口子，在医院做了手术，打了石膏固定。在医院里住了2个星期，医生说孩子的病情稳定，皮肤破口只需要回家换药就行了。回家后，社区的医生每隔两天会给孩子的伤口换一次药，由于石膏又笨又重，孩子睡在小床上不方便医生换药。请问孩子骨折固定后怎样安排一个舒适的床，既要让他休息好，又要方便治疗？

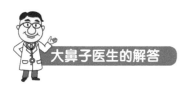
大鼻子医生的解答

　　由于骨折的愈合时间比较长，大多数骨折的患儿不可能长期住院治疗，一般经医院治疗一段时间后，都转入家庭治疗和护理。为了配合医生对患儿继续治疗，应建立家庭病床，做好与医院、医生的沟通工作。

　　要为患儿创造一个温馨的休息场所。如果家庭条件允许，应选择朝阳的房间作为患儿卧室。卧室要保持空气新鲜，定时通风换气，以利于呼吸道清洁。夜间睡觉时，最好有家属同屋照顾。

　　根据患儿骨折部位，对床进行必要的改造，下肢骨折需要做牵引者，应在床尾上加装栏杆、滑轮及装置，以便牵引使用。对于颈椎、腰椎病变的患儿，也要根据牵引或治疗的需要加固床头、床尾的栏杆。

应多准备几套被褥、床单，以便及时更换。尤其是需长期卧床的患儿，吃饭、大小便等难免污染卧具，应及时更换、清洗。清洗后的被褥最好能在阳光下暴晒 4 小时以上，以便消毒杀菌。

如果患儿有创面或伤口，需要在家中换药、打针、输液等，应准备必要的消毒器具。

准备一个记录本，将患儿每天的心率、呼吸、饮食及治疗经过详细记录下来，为医生的治疗和家庭护理提供依据。

⑥⓪ 孩子脱臼了怎么办？

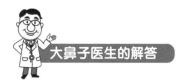

Q 大鼻子医生，我抱着孩子时不小心滑落，只拽着孩子左边胳膊，当时孩子左胳膊就不能动了，还不停地喊痛。医院医生经过检查说是"肘关节脱位"，俗称"脱臼"。请问孩子脱臼了怎么办？

大鼻子医生的解答

脱臼是肘关节脱位或肩关节脱位，是指组成肩关节或者肘关节各骨骼的关节面，失去正常的对合关系。儿童关节活动范围较大，而且韧带松弛，关节囊比较柔韧且富有弹性，损伤后容易引起脱位。孩子肩关节脱臼往往会喊痛，被拉的胳膊悬挂着，上肢不能上抬。孩子肘关节脱臼时，会不让人触摸他的肘部，不敢屈曲、伸直肘关节。曾经有过脱臼经历的孩子，容易再次发生脱臼，形成习惯性脱臼，给孩子造成较大的痛苦。

平时，家长一定要避免过猛用力牵拉孩子的肢体。给孩子穿衣服时，动作要轻，要顺着孩子肢体，不要生拉硬扯。

牵着孩子的手走路或上下台阶时，不能像提东西那样提起孩子的手臂；平时也不能拉着孩子的手臂把他提起来玩。

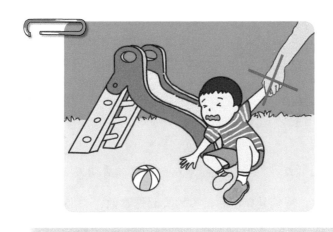

孩子胳膊一旦出现脱臼，应及时到医院就诊，不要试图自行复位。如果出现脱臼的情况，最重要的是立即将脱位的肢体固定。将胳膊用三角巾固定在疼痛较轻、比较舒服的位置后，立即送医院就诊。如果没有三角巾，也可以将手放在上衣扣子与扣子之间进行固定。因摔倒造成的脱臼，有时会伴有骨折。所以一旦发生脱臼，家长要立即送孩子去医院，以免延误治疗。

61 孩子头部外伤后应注意观察哪些情况？

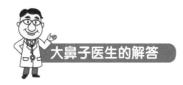

Q 大鼻子医生，我的孩子在小区玩耍时，不小心从1米多高的楼梯上摔了下来，头部着地，额头摔青了，鼻子也擦红了。我赶紧用冰块敷在摔伤的地方，还好，没有肿起来，但仍然很担心。请问孩子头部外伤后应注意些什么？

大鼻子医生的解答

儿童尤其是婴幼儿四肢功能尚未发育完善，活动欠协调，支撑力量也很差，故外伤后，特别是摔伤后，容易头部先着地，头部损伤相当常见。

孩子头部外伤后，家长应观察摔伤局部皮肤有无出血，头皮有无血肿，颅骨是否有凹陷骨折，外耳道或鼻孔是否有鲜血或清水样物质外流，孩子

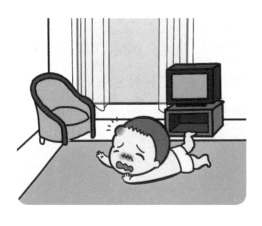

摔后是否哭；是否总想睡觉，或叫醒后又马上入睡；是否出现呕吐，特别是喷射样呕吐，看是否精神烦躁，或者精神差，伴有眼角、口角的小抽动或肢体的抽动。如果有以上情况，提示可能有脑损伤，应及早去医院救治。

⑥ 孩子运动时膝盖骨损伤了怎么办？

Q 大鼻子医生，我的孩子酷爱足球，在学校平均每周踢3次足球，踢的又是前锋，小伤小痛是时有发生，但是经常是"轻伤不下火线"。1个月前孩子不小心扭伤了膝盖，当时倒在地上半天没有站起来，我说带他去看医生，可孩子倔，偏不去，没办法，只好给他冰敷了一下，买了一盒云南白药膏贴，休息几天又去踢球了，可没踢多久，孩子就一瘸一拐地回来了，说踢不了球了，一上场才碰了下球，左边膝盖就痛，上下楼梯时更厉害。我赶紧带孩子去医院，拍片子后医生说是"髌骨软化症"，请问什么是"髌骨软化症"？孩子运动时膝盖骨损伤了该怎么办？

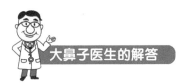

大鼻子医生的解答

髌骨就是我们常说的膝盖骨，它在下肢活动中起的作用很大，可以使我们的活动有较大的灵活性，而且还能使膝关节在半蹲位时保持稳定，从而防止膝关节异常的活动。

髌骨软化症就是髌骨的软骨由损伤引起的退行性病变，包括软骨的肿胀、碎裂、脱落和腐蚀等病变而产生的一系列症状。最后股骨与髌骨相对应的关节面也发生同样的变化，并且逐渐形成髌骨关节的反应性增生，后期将形成骨性关节炎。

髌骨软化症是髌骨的长期慢性损伤造成的。秋冬季是髌骨软化症高发的季节。田径、登山运动员以及舞蹈演员是这类疾病的高发人群，发病率高达36.2%。发生髌骨软化会感觉膝痛或膝疲软无力，特别是上下楼梯最为明显，尤以下楼最困难。休息则症状消失，活动则加重。由于髌骨高低不平，出现病症时，稍加活动，髌骨下会发出清脆的响声。此时如不及时治疗，病变可扩散到整个膝关节，出现膝部肌肉萎缩、大腿变细、膝关节积液肿胀等症状。

预防髌骨软化症必须随时关注自身膝关节的状态。如果膝关节突然疼痛或者不能活动要马上停止运动，原地休息。如果休息后疼痛没有缓解或者加重必须尽早去医院就诊。预防髌骨软化症还应该避免进行剧烈的跑、跳和负重运动。

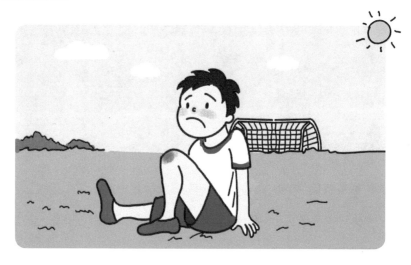

髌骨软化症患儿平时要让患病部位多休息和注意保暖，因为风寒潮湿可使症状加重；要在医生指导下服药，也可使用中药进行局部热敷或者物理治疗等；如有条件，可在专业医生指导下进行功能锻炼。